90 दिनों में कैसे बनायें 6 पैक एब्स

तरुण गिल

इनविन्सेबल पब्लिशर्स

कॉपीराइट पृष्ठ

भारत में वर्ष 2019 को सबसे पहली बार प्रकाशित

ISBN: 978-93-88333-73-3

इनविन्सेबल पब्लिशर्स

अनुवाद – चाँदनी माथुर

इस पुस्तक के पाठक इस पुस्तक में दी गई जानकारी के संबंध में उसके इस्तेमाल की जिम्मेदारी मानते हैं। इस प्रकाशन के लेखक एवं पब्लिशर पाठकों की ओर से किसी भी प्रकार की कोई जिम्मेदारी या उत्तरदायित्व नहीं मानते हैं। हालांकि जानकारी को सत्यापित करने के लिए कोशिशें की गई हैं, सही सूचनाएं दी गई हैं, परन्तु न तो प्रकाशक न ही लेखक किसी प्रकार की कोई गलती, त्रुटिपूर्णता या चूक के लिए कोई वारंटी लेते हैं।

ये किताब और इसके प्रोग्राम फिजिशियन द्वारा दी गई सलाह की जगह इस्तेमाल करने के लिए नहीं है। पाठक को बराबर अपने डॉक्टर से अपनी सेहत से सम्बंधित सलाह लेते रहनी चाहिए, खासतौर पर उन मामलों पर जिनमे कोई बिमारी ज्ञात हुई हो व डॉक्टरी देखभाल की ज़रूरत हो (सेहत, अन्य चिकित्सा)। अन्य किसी खेल की तरह जिसमें गति, उपकरण, संतुलन, और पर्यावरण सम्बन्धि आंकड़े आते हैं, उसी प्रकार सिक्स पैक ऐब्स में भी कुछ रिस्क मौजूद हैं। लेखक और प्रकाशक पाठकों को सलाह देते हैं कि वे अपनी सुरक्षा की ज़िम्मेदारी खुद लें और अपनी सीमा के अन्दर काम करें। और याद रखिये, सबकी शारीरिक संरचना अलग–अलग होती है।

मेरे पिता को समर्पित

जोगिन्दर गिल

अभिस्वीकृति

मैं बहुत से लोगों का धन्यवाद करना चाहूँगा जिन्होंने इस बुक को ये रूप दिया।

मेरी माँ, जो हमेशा मेरा समर्थन स्तम्भ बन कर रही हैं।

मेरी पत्नी, जिन्होंने मेरे फिटनेस के पूरे सफ़र में मेरा साथ दिया।

मेरे गुरु, आदित्य घोष, जिन्होंने मुझ पर तब विश्वास किया जब कोई और नहीं कर रहा था।

मेरे गुरु और दोस्त, पुनीत निंद्रा का, उसनके अचल सहयोग के लिए।

मेरे दोस्त, अमित यादव, जो मुझे फिटनेस की इंडस्ट्री में ले कर आये।

हर किसी ने कोई न कोई अहम् भूमिका निभाई है और उनके बिना मैं जहाँ हूँ वहां नहीं होता।

सतनाम वाहेगुरु

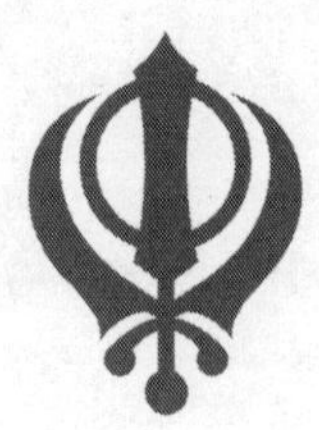

सिक्स पैक

90 दिनों में

आप मानें या ना मानें मगर आजकल सुनहरी तंदुरुस्ती का मतलब सिक्स पैक है। अगर आपके पास वो कड़क सिक्स पैक ऐब्स हैं तो आपको बेहद फिट हैं। क्या आप जानते हैं कि ऑनलाइन फिटनेस की दुनिया में सिक्स पैक सबसे ज्यादा ढूँढा जाने वाले कीवर्ड है? इससे पता चलता है कि हमारी पीढ़ी में सिक्स पैक्स के लिए कितना जुनून है।

फिल्म और एक्टर्स का इस पागलपन को जंगल की आग की तरह फैलाने में एक बड़ा हाथ है। कौन भूल सकता है ऋतिक रोशन को धूम 2 में, या गजनी के आमिर खान को जिन्होंने बाहरी सुन्दरता को एक अन्य ही स्तर पर पहुंचा दिया था! सलमान खान के बॉलीवुड में खूबसूरत मासपेशियों का चलन लाने के बाद से, सिक्स पैक की एक नई दुनिया सामने आ गई।

एक पंद्रह साल के स्कूल के लड़के से लेकर एक पचास साल के बूढ़े आदमी तक अब हर किसी को एक नया फिटनेस गोल मिल गया है। गोल क्या? एक कड़क सिक्स पैक ऐब्स के साथ सुन्दर दिखने वाला शरीर!? अब जब यह तय हो चूका है कि सबको सिक्स पैक ऐब्स चाहियें, तो सवाल ये आते हैं–

1. क्या ये सिक्स पैक ऐब्स बनाना हर किसी के लिए मुमकिन है?

2. ये ऐब्स बनाने में कितना समय लगेगा?

3. क्या ये ऐब्स बनाने की कोई तय उम्र होती है?

4. क्या इसके लिए कोई ख़ास ट्रेनिंग होती है?

5. क्या इसके लिए कोई ख़ास डाइट होती है?

6. क्या इसके लिए कोई सप्लीमेंट लेने पड़ेंगे?

सिक्स पैक पाने के लिए क्या करना होगा?

इन सवालों के जवाब अब मिलेंगे, इसीलिए मैं ये किताब लिखी है।

तो शुरू करते हैं!

आपके पास ऐब्स पहले से हैं

अगर मैं आपको कहूँ कि आपके पास अभी भी सिक्स पैक ऐब्स हैं जब आप ये किताब पढ़ रहे हैं, तो क्या आप यकीन करेंगे? जी हाँ, आपने मुझे सही सुना। हम सब पैदा ही सिक्स पैक ऐब्स के साथ होते हैं, पर हमारे शरीर की चर्बी इसे ढक देती है और हम इसे अपनी आँखों से देख नहीं पाते।

ये तो अच्छी बात है, है ना? आपके पास पहले ही सिक्स पैक है, क्या बात है!

अब जब आप जान गए हैं कि आपके पास सिक्स पैक पहले से है, तो बड़े सवालों के जवाब ढूंढते हैं।

आप इन पर चडी चर्बी को कैसे कम कर सकते हैं या हटा सकते हैं।

बिना बात को पेचीदा किये मैं इसे आपको सीधी भाषा में समझाऊंगा। अगर मैं आपसे कहूँ कि आप इस चर्बी की परत को कम कर सकते हैं और कड़कती मास्पेशियाँ पा सकते हैं केवल 90 दिनों में, तो आप क्या कहेंगे?

जी हाँ! आप 90 दिनों में ऐब्स पा सकते हैं। मगर कुछ शर्तें और नियम हैं।

1. आपको अनुशासित रहना होगा

2. आप अपनी डाइट से धोखा नहीं कर सकते

3. आप अपने वर्क आउट से धोखा नहीं कर सकते

4. आपको इस गोल को अगले 90 दिनों तक पूरे मन से करना होगा

अब जब आप इन निर्देशों को समझ चुके हैं, तो आइये सफ़र शुरू करते हैं।

सिक्स पैक्स क्या हैं

इससे पहले की हम बात करें कि सिक्स पैक्स क्या हैं, हमारे शरीर की बनावट समझते हैं। यकीन मानिये मैं कोई तकनीकी बात नहीं करूँगा।

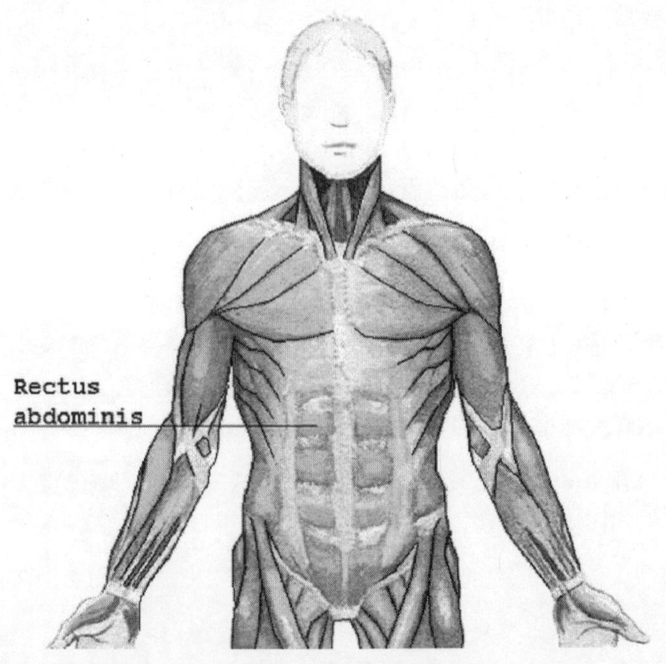

एब्स, जिसे रेक्टस एब्डोमेन बोलते हैं, एक मास्पेशी है जो हमारे उदर के दोनों तरफ से लम्बवत जाती है। जब आप सिक्स पैक्स बनाने की बात करते हैं तो तकनीकी रूप में आप अपनी रेक्टस एब्डोमेन मास्पेशी बनाने की बात कर रहे हैं।

उदहारण के तौर पर अगर आप कहते हैं कि आप बड़ी जांघें पाना चाहते हैं; साइंस की भाषा में जांघों को कॉडरीसैप कहते हैं। मुझे लगता है आपको यह सब बेसिक टर्म्स जाननी चाहिएं, क्योंकि हम अपना सफ़र शुरू करने जा रहे हैं एक मज़बूत, अन्दर से शक्तिशाली शरीर का, जिसमे हमारे एब्डोमेन की मास्पेशियाँ भी शामिल हैं।

क्या कोई भी सिक्स पैक ऐब्स बना सकता है

जैसा की मैंने पहले कहा, हम सब ऐब्स के साथ पैदा हुए हैं। आपके पास ये पहले से हैं, आपको बस इन्हें निखार कर दिखाना है।

मुझपर विश्वास नहीं है तो किसी भी रिक्शेवाले या मज़दूर को देख लें। उनका कैसा तराशा हुआ शरीर और कड़कती हुई ऐब्स होती हैं। और इन्होने शायद कभी भी किसी जिम में पैर भी नहीं रखा होगा, कोई ऐब्स एक्सरसाइज जैसे क्रंचेज़ या लेग रैज़ेज़ करना तो दूर की बात है।

कभी सोचा है कि उनकी ऐब्स इतनी कैसे दिखाई देती हैं बजाय उनके जो हफ्ते में छः से सात दिन दो–दो घंटे वर्क आउट करते हैं?

इसके कई कारण हैं

1. रिक्शेवाले जितनी कैलोरी लेते हैं उससे ज़्यादा जला लेते हैं। साफ़ है, कि दस से चौदह घंटे लोगों को खींच कर चलना एक कठिन शारीरिक कसरत है।

2. वे कुदरती रूप से पतले हो सकते हैं। जिसका अर्थ है कि उनका आसानी से वज़न नहीं बढ़ता।

जो बात मैं यहाँ कहना चाहता हूँ वह साफ़ है।

ऐब्स उसकी ही दिखेंगी जिसका बॉडी फैट परसेंटेज कम होगा।

मेरी ऐब्स हैं। वो केवल मेरे वाइन के प्यार के नीचे दबी हुई हैं

"

**I HAVE ABS.
JUST HIDDEN
UNDER MY
LOVE FOR WINE**

COSTES

हज़ारों क्रंचेज़ हर रोज़

अब जो पहली चीज़ आपके मन में आएगी वह होगी, "क्या मैं हज़ारों क्रंचेज़ कर के अपने बॉडी फैट को कम कर सकता हूँ?"

ये ग़लती पिच्यानवे प्रतिशत लोग करते हैं। वो सोचते हैं कि घंटों तक ऐब्स की कसरत करने से उनकी ऐब्स नज़र आने लग जाएँगी। ऐसे लोगों को सच्चाई बता कर उनका दिल तोड़ना होगा।

घंटों ऐब्स की कसरत करने से आपके सिक्स पैक्स नहीं बनेंगे।

क्या आपको लगता है की घंटों बाईसैप की कसरत करने से आपके हाथ बढ़ जायेंगे? बिलकुल नहीं!

आपके ऐब्स तभी दिखेंगे अगर आप नियमित डाइट और बराबर ट्रेनिंग लेंगे। आपने वो कहावत नहीं सुनी.

"ऐब्स जिम में बनती हैं मगर किचन में दिखती हैं।" अब सवाल यह उठता है कि यह किचन मिलता कहाँ है? यह किचन आपके घर का किचन है।

इसलिए क्रंचेज़ और ऐब्स की कसरत करना छोड़ दें, इनसे कोई फायदा नहीं होगा अगर आपका बॉडी फैट अट्ठारह प्रतिशत से ज्यादा है।

मैं ऐब्स के लिए या बहुत बढ़ा हूँ या बहुत छोटा

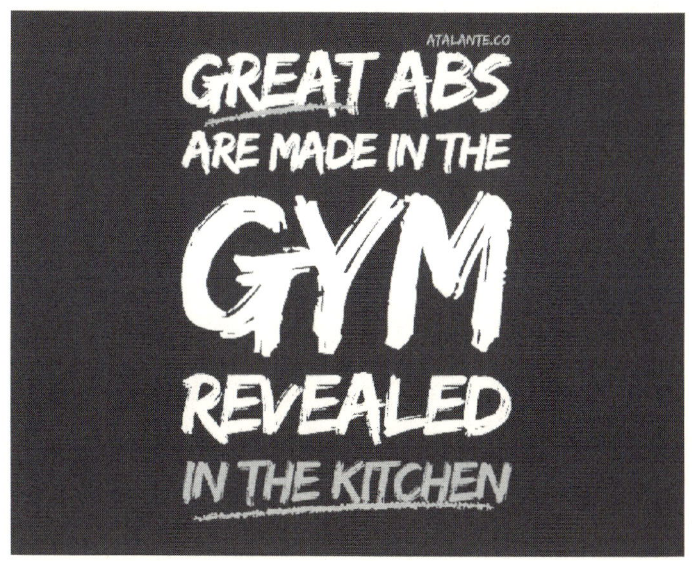

ऐब्स मेरे लिए नहीं हैं! मैं आपको बता दूँ, ऐब्स सब किसी के बस की चीज़ है। मन ही मन हम सब को ऐब्स चाहियें। जब हम यह कहते हैं कि मुझे इसकी ज़रूरत नहीं है तब या तो हम ये नहीं जानते की इन्हें पाना कैसे है या पहले कभी हम ऐसा करने में नाकामयाब रह चुके हैं।

हम कभी भी बहुत बूढ़े या बहुत जवान नहीं है सिक्स पैक ऐब्स बनाने के लिए। ये हम हमेशा चाहते हैं। जिस चीज़ की हमे ज़रूरत है वह है वहां तक पहुँचने के लिए दिशा और निर्देश की जिससे की हमे ज़रुरत की जानकारी मिल सके। और यही यह मैन्युअल आपके लिए करेगी दृ आपकी ऐब्स मेंटर।

भूलें नहीं, अंत में सब हमारे समर्पण और अनुशासन और उससे भी महत्वपूर्ण हमारे जुनून और भूख पर निर्भर करता है।

मुझ में सब्र नहीं है–कितना समय लगेगा

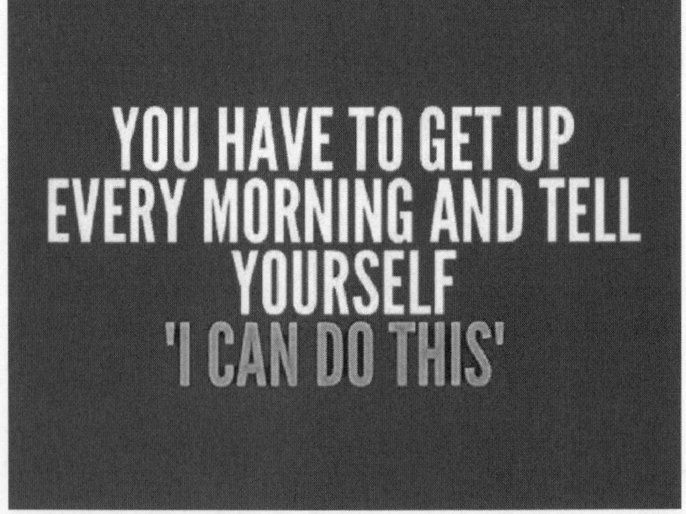

तो किसी को सिक्स पैक ऐब्स बनाने में कितना समय लगता है? काश की मैं इसके लिए आपको कोई निश्चित समय सीमा दे सकता मगर मैं ऐसा नहीं करूँगा। कारण यह है।

हम सब अलग–अलग तरह के, अलग–अलग शारीरिक संरचना के साथ और अनुवांशिक विषयक के साथ पैदा होते हैं। जो एक के लिए काम करे वो ज़रूरी नहीं दूसरे के लिए भी करे। कोई वैनिला प्रोग्राम नहीं होता बल्कि ब्लूप्रिंट होता है जिसे आप अपने शरीर के अनुसार बना सकते हैं कि वह कैसे काम करेगा।

इस किताब में दिया गया प्रोग्राम थोड़े–बहुत फेरबदल के साथ सभी पर काम करने वाला है। किन्ही लोगों को आठ हफ़्तों में ही फर्क नज़र आ गया और किन्ही को सोलह हफ्ते लग गए। सब आप पर निर्भर करता है, कि आप अपने लक्ष्य को पाने के लिए कितने केन्द्रित और संकल्पित हैं।

रोम एक दिन में नहीं बना था मगर लोगों को उसे बनाने के लिए हर रोज़ काम करना पड़ा था। यह ही आपके शरीर पर भी लागू होता है। आपको उसे अपना सब कुछ देना पड़ेगा और रोज़ उसपर काम भी करना पड़ेगा।

ये शारीरिक से ज़्यादा मानसिक है

इस किताब का ट्रेनिग प्रोग्राम कुछ हद तक चुनौतीपूर्ण है, मगर मुझे यकीन है आप इसे कर पाएंगे। इसके उलट, ट्रेनिंग आसान होगी, मगर खाने के क्षेत्र में आपकी असली परीक्षा होगी।

सोचिये, ट्रेनिंग आपके दिन के पैंतालिस मिनट से एक घंटे का समय लेगा। मगर बाकी बचे तेईस घंटे वो हैं जिनमे आपकी असली लड़ाई है। जी हाँ सही सुना आपनेः लड़ाई। खुद से आपकी लड़ाई। ये तेईस घंटे ही आपकी शक्ति का

इम्तेहान लेंगे। देखना है कि अब आप अपने लालच के हाथों हार जाते हैं या अपने लक्ष्य पर टिके रहते हैं।

DEAR ABS:

I may not see you, but I feel you brewing something serious. Can't wait to finally meet you! I promise to show you off as often as I can!!

लालच से लड़ाई

हालाँकि हम कहते हैं कि हमे सिक्स पैक्स चाहियें, मगर अन्दर हम खुद ही यह यकीन नहीं करते कि हम यह कर सकते हैं। इसलिए हमारी सबसे बड़ी लड़ाई हमारी हमसे ही है। और इसीलिए हम अपने लक्ष्य में कामयाब नहीं हो पाते। मगर जिस दिन हम खुद को यकीन दिला देंगे कि हम अपना बेहतरीन रूप बन सकते हैं, उस दिन सिक्स पैक्स बनाना बाग़ में सैर करने जैसा आसान हो जाएगा।

खुद को तैयार करने के लिए आपको यह करना चाहिए–

सोचें कि आप उन ऐब्स के साथ कैसे दिखेंगे। वो तस्वीर जो आपने अपने दिमाग में बनाई हुई है बस उसे साकार करना है। गूगल पर जाइये और वैसे ही कोई अन्य पिक्चर पसंद करिए जैसा शरीर पाने की आप इच्छा रखते हैं।

फिर इस तस्वीर के कई सारे प्रिंट आउट निकाल कर घर में ख़ास–ख़ास जगहों पर लगायें। शुरुआत किचन से करें। क्योंकि यह तस्वीर आपका हथियार है जो आपको लालच से दूर रखेगा। जब भी आप लालच के हाथों कमज़ोर पड़ने लगें, तो यह तस्वीर देख लें और खुद से पूछें–

क्या मुझे वाकई यह खाने की ज़रूरत है? अगर मैं ऐसा करूँगा, तो क्या मैं अपने लक्ष्य में और पीछे हो जाऊंगा! और आपको तुरंत जवाब मिल जाएगा।

कुछ आम गलतियाँ

निश्चित ही आप खुद से यह पूछ रहे होंगे कि मैं सब कुछ सही कर रहा हूँ, घंटों ट्रेनिंग ली, दिनों भूखा रहा, फिर क्यों मेरे सिक्स पैक्स नहीं बन रहे? मुझे तो लगता था यह करने से बन जायेंगे।

ग़लत!

आप सब कुछ ग़लत कर रहे थे। आपको घंटों ट्रेनिंग की ज़रूरत नहीं है और भूखे रहने की तो बिलकुल भी नहीं। मैं कुछ बातें यहाँ बता रहा हूँ जो आपको तुरंत बदलनी होंगी।

अपना बॉडी फैट परसेंटेज ना जानना

मैं आपसे पूछता हूँकृक्या आप अपना अभी का बॉडी फैट परसेंटेज जानते हैं? मैं आपसे आपका वज़न नहीं पूछ रहा। मैं पूछ रहा हूँ आपका अभी का बॉडी फैट परसेंटेज कितना है।

IDEAL BODY FAT PERCENTAGE CHART (American Council on Exercise)		
Description	**Men**	**Women**
Essential fat	2-5%	10-13%
Athletes	6-13%	14-20%
Fitness	14-17%	21-24%
Average	18-24%	25-31%
Obese	25%+	32%+

क्या आप जानते हैं

आपकी ऐब्स दिखने के लिए आपको 6–13% के बॉडी फैट परसेंटेज में होना होगा। आपके शरीर पर निर्भर करता है मगर एक आम आदमी 18–24% के बीच आता है। आपको 18 से 10 पर आना होगा सिक्स पैक ऐब्स बनाने के लिए।

IDEAL BODY FAT PERCENTAGE CHART (Jackson & Pollock)		
Age (Years)	**Body Fat %**	
	Men	**Women**
20	8.5%	17.7%
25	10.5%	18.4%
30	12.7%	19.3%
35	13.7%	21.5%
40	15.3%	22.2%
45	16.4%	22.9%
50	18.9%	25.2%
55	20.9%	26.3%

References:
Jackson AS, Pollock ML. Generalized equations for predicting body density of men. Br J Nutr. 1978;40(3):497-504.
Jackson AS, Pollock ML, Ward A. Generalized equations for predicting body density of women. Med Sci Sports Exerc. 1980;12(3):175-81.

अपने शरीर की बनावट ना जानना

जैसा की मैंने पहले कहा ज्यादातर लोगों को नहीं पता होता कि उनका शरीर किस तरह का है। देखिये आपका बॉडी टाइप क्या हो सकता है।

1. **एक्टोमोर्फ** - अगर आप कुदरतन पतले हैं और आसानी से वज़न नहीं बढ़ाते। क्योंकि ये कुदरतन दुबले और पतले हैं, इनका बॉडी फैट परसेंटेज कम होता है और उन्हें सिक्स पैक्स बनाने में मुश्किल नहीं होगी। इनका मेटाबोलिज्म बहुत तेज़ होता है, जिससे इनका खाना फेरारी से भी ज्यादा तेज़ी से पचता है। जैसे रणबीर कपूर, राजकुमार राव, सुशांत सिंह राजपूत।

2. **मीसोमोर्फ** - जो कुदरती रूप में मसल मॉस ज्यादा लिए होते हैं। इनके पास सब कुछ है और ये सिक्स पैक्स कम से कम मेहनत से बना सकते हैं। इनका वैसे भी फैट मेटाबोलिज्म होता है। जैसे जॉन अब्राहम, टाइगर श्रॉफ।

3. **एन्दोमोर्फ** - ये जल्दी वज़न बढ़ा और घटा सकते हैं। अधिकतर हिन्दुस्तानी आदमी इस श्रेणी में आते हैं। इनका मेटाबोलिज्म बहुत धीरे चलने वाला और आलसी होता है जो इन्हें ये ऐब्स बनाने से रोकता है। जैसे गोविंदा, अनिल कपूर।

आप दो बॉडी टाइप्स का मिक्स भी हो सकते हैं।

सिक्स पैक्स बनाने के सफ़र में आपको सबसे पहले अपना बॉडी टाइप जानना चाहिए। आपको बस अपने शरीर के लिए गोल निश्चित करना है!

सलाह

अगर आप एक एन्दोमोर्फ हैं तो अपने लिए अवास्तविक गोल ना तय करें कि आप एकदम से एक्टोमोर्फ जैसे पतले हो जायें। आप शायद अपना लक्ष्य पा भी जायें, मगर यह ज्यादा दिन तक नहीं रह पाएगा। जब आप कुछ दिनों तक अपनी रोज़ाना की कैलोरी से ज्यादा लेते हैं, तो आपका वज़न बढ़ने लगेगा।

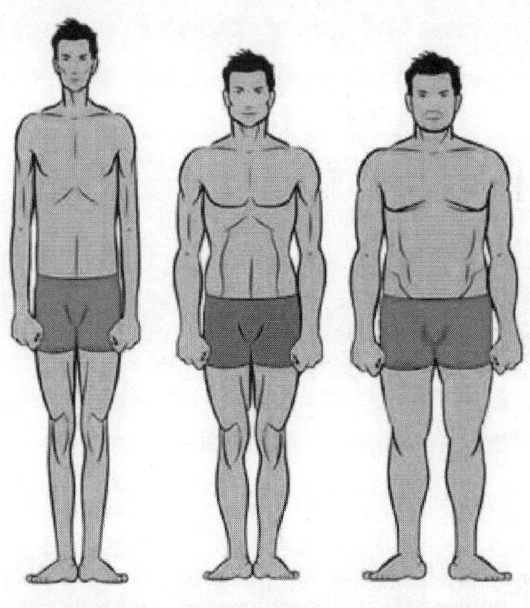

फैट घटाना या वज़न घटाना

लोग अक्सर वज़न घटाने और चर्बी घटाने में गड़बड़ा जाते हैं। आइये मैं आपको फर्क बताऊँ।

हर कोई वज़न कम कर सकता है! बस कुछ दिनों तक खाना बंद कर दीजिये, यह ही करते हैं लोग जो क्रेश डाइट पर जाते हैं; वे खुद को दिनों तक भूखा रखते हैं। इससे वो मासपेशियों के वज़न के साथ पानी का वज़न भी कम कर लेते हैं। और जब आप खाना शुरू करते हैं, तो आपका पानी वाला वज़न वापस आ जाता है। इसीलिए लोगों को एक जैसा वज़न बनाये रखने में मुश्किल होती है।

याद रखिये, जितना आपके शरीर पर मासपेशियों का वज़न होगा, उतना आपका शरीर फैट नहीं पकड़ेगा। और वज़न घटाने की प्रक्रिया वैसे ही आपको मासपेशियों का वज़न घटाने में मदद करेगा।

वज़न घटाना = मासपेशी घटाना + पानी घटाना + चर्बी घटाना

फैट कम करने में, बॉडी फैट परसेंटेज कम से कम करने पर ध्यान दिया जाता है। अपने सिक्स पिक के सफ़र में आप देखेंगे कि आपका वज़न चाहे ना बदले, मगर आपका फैट परसेंटेज बदल जाएगा। यह नियम अपनाइए, अपना बॉडी फैट परसेंटेज देखा करें, ना कि अपना वज़न।

यकीन नहीं होता तो यह देखें

चर्बी घटाना = जमा हुआ बॉडी फैट घटाना

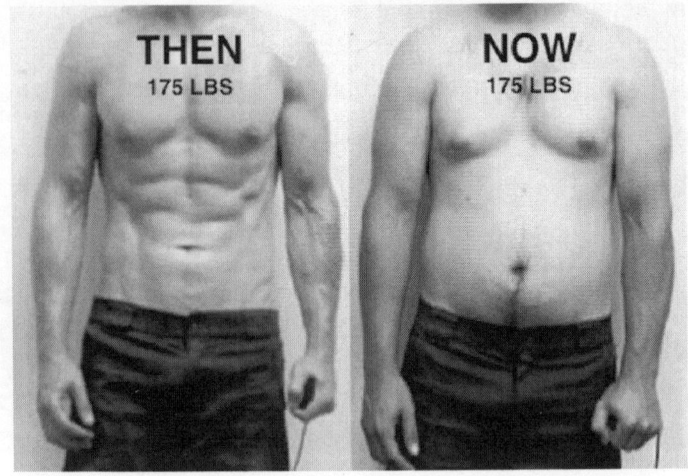

अपना मेटाबोलिज्म जानें

मुझे आश्चर्य होता है कि इतने सारे नौजवान जो कई सालों से ट्रेनिंग कर रहे हैं, ये नहीं जानते कि उनका बॉडी मेटाबोलिज्म क्या है!

सबसे पहले मैं आपको बताता हूँ कि मेटाबोलिज्म क्या है। और मैं इसे आपको सबसे सरल तरह से बताऊंगा ताकि आप आसानी से समझ सकें कि आपके मेटाबोलिज्म की गति क्या है।

मेटाबोलिज्म क्या है?

मेटाबोलिज्म का अर्थ है हमारे शरीर की खाने को ताकत में बदलने की काबिलियत। आप दिनभर में क्या खाते–पीते हैं, उसको आपका शरीर कितनी जल्दी काम ताकत में बदल देता है, इसे मेटाबोलिज्म कहते हैं। आपका मेटाबोलिज्म जितना तेज़ होगा,उतनी जल्दी आप वज़न घटा सकते हैं। आपका मेटाबोलिज्म जितना धीरे होगा, उतना आपके लिए वज़न घटाना मुश्किल होगा।

याद रखिये, आपका शरीर एक पेचीदा मशीन है। वो हर चीज़ के लिए ताकत इस्तेमाल कर रही है, आपके साँस लेने के लिए, चलने के लिए, हाथ हिलाने के लिए और आपके अन्दर–बाहर के हर काम के लिए।

हमारे सिक्स पैक्स के सफ़र में, ज़रूरी है कि आप अपना मेटाबोलिज्म सही गति पर रखें, और उसे धीरे ना होने दें। जी हाँ कुछ हद तक हम अपने मेटाबोलिज्म को काबू में कर सकते हैं। इस तरह से आप ज्यादा कैलोरी जला सकते हैं।

कैलोरीज़ के बारे में

मैं जानता हूँ आपने ये बहुत से लोगों से सुना होगा!

1. एक दिन में कितनी कैलोरी लेते हो?

2. तुम्हारे मक्रोज़ क्या हैं? (आजकल फिटनेस में इस्तेमाल आने वाला नया शब्द)

आश्चर्य की बात है कि जो लोग ये सवाल करते हैं वे खुद भी नहीं जानते की कैलोरीज क्या होती हैं।

कैलोरी क्या है?

कैलोरी ताकत (एनर्जी) की एक यूनिट है, जो न्यूट्रीशन में कही जाती है वह ताकत जो हमे किसी भी तरह का खाना खाने से आती है। इसी के अनुसार आपको यह हिसाब लगाना है कि आपको सिक्स पैक्स बनाने के लिए एक दिन में कितना खाना है। कैलोरीज ज़रूरी हैं, मगर उससे भी ज़रूरी है वह चीज़ें/साधन जिससे यह कैलोरीज आ रही हैं।

और हमारे पास केवल तीन चीज़ें/साधन होते हैं।

जिन्हें मैक्रो न्यूट्रीएंट्स कहते हैं

1. प्रोटीन

2. कार्बोहायड्रेट

3. फैट

आपको सिर्फ यह याद रखना है

1. 1 ग्राम प्रोटीन में 4 ाबंस होती है

2. 1 ग्राम कार्बोहायड्रेट में 4 ाबंस होती है

3. 1 ग्राम फैट में 9 ाबंस होती है

हर रोज़ आपको कितनी कैलोरी की ज़रूरत है इसका हिसाब रखने के लिए बस आपको इतना ही जानने की ज़रूरत है।

उदाहरण के तौर पर अगर आप कहीं पढ़ते हैं प्रोटीन 15 ग्राम तो आपको यह आसान सा फार्मूला लगाना है

15 ग्राम प्रोटीन ′ 4 = 60 कैलोरी

यही आप सभी मैक्रो के लिए याद रखना है।

अब सवाल यह उठता है कि आपको सिक्स पैक बनाने के लिए कितनी कैलोरी की ज़रूरत है।

यहाँ मैं सलाह दूंगा कि आप एक आसान सा फार्मूला अपनाएं जो ऑनलाइन भी मुफ्त में आसानी से उपलब्ध है, जिसे कहते हैं टोटल डेली एनर्जी एक्सपेंडीचर (ज्क्म्).

ज्क्म् फार्मूला से आपके इनपुट्स जैसे उम्र, लम्बाई, वज़न और लाइफस्टाइल सब आ जाते हैं और आपको बताते

हैं कि एक दिन में काम करने के लिए आपको कितनी कैलोरी चाहिए।

कैलोरी डेफिसिट

अब जब आपने अपनी ज्क्म्म का हिसाब लगा लिया है, तो आपको याद रखना है कि सिक्स पैक्स के लिए, जिसका अर्थ है बॉडी फैट को कम से कम करना, उसके लिए आपको कैलोरी डेफिसिट बनाना होगा।

कैलोरी डेफिसिट कैसे बनायें?

कैलोरी डेफिसिट बनाने के लिए खाएं कम, जलाएं ज़्यादा। उदाहरण के तौर पर अगर आपका ज्क्म्म 2500 कैलोरी है, तो आपको कैलोरी डेफिसिट बनाने के लिए 2500 कैलोरी कम करनी होगी। इससे आप बेहतर गति से फैट जला सकते हैं।

आसान शब्दों में

जितनी आपको ज़रूरत हो उससे कम खाएं। मगर अपनी कैलोरी पर एकदम से बहुत कमी ना करें। जो अधिकतर लोग करते हैं। इससे आप बहुत समय तक फैट लोस कर के उसे रख नहीं पाएँगे।

नींद आपकी दोस्त है

आपको अपनी ज्क्म्म मिल गई है, अब आप के पास डेफिसिट बनाने के लिए दो तरीके हैं

1. कम कैलोरी लें

2. या ज्यादा कैलोरी जलाएं

तो आपको हर रोज़ क्या करना होगा जिससे आपकी ज्यादा से ज्यादा कैलोरी जले। नहीं, वह ट्रेनिंग नहीं है।

आठ घटे की नींद से आपकी सबसे ज्यादा कैलोरी जलती है। इसलिए हमारे सिक्स पैक्स के सफ़र में नींद और रिकवरी दोनों अहम् भूमिका निभाएंगे।

यह एक बड़ा कारण है कि आप अपनी आठ घंटों की नींद के साथ कोई छेड़छाड नहीं कर सकते क्योंकि यहीं आप सबसे ज्यादा कैलोरी जला रहे हैं। अच्छी आठ घंटों की नींद नहीं लेने से आपके शरीर का कोर्टिसोल लेवल यानि स्ट्रेस हॉर्मोन बढ़ जाता है, जो केवल एब्डोमेन के फैट पर हमला करता है।

तो अगर आप सोच रहे हैं कि बढ़िया ट्रेनिंग और डाइट रूटीन रखने के बाद भी आप सिक्स पैक ऐब्स बनाने में कामयाब नहीं हो पा रहे तो नींद की कमी एक कारण हो सकता है।

और फिर अच्छी नींद से आपके शरीर का कुदरती टेस्टोस्टेरोन लेवल बढाता है जो आपके शरीर की मासपेशियों का अच्छा मॉस बढ़ाता है। ज्यादा मासपेशियाँ मतलब कम फैट और कम जमा फैट मतलब दिखती हुई ऐब्स।

ख़राब डाइट की भरपाई एक्सरसाइज से नहीं की जा सकती

येही कारण है कि ज़्यादातर लोग अपनी सिक्स पैक्स ऐब्स की ख्वाहिश पूरी नहीं कर पाते। उन्हें लगता है जब वे हफ्ते में छः दिन घंटों तक ट्रेनिंग कर रहे हैं, तो वे अपौष्टिक खाना खा सकते हैं।

आइये आपका भ्रम तोडूं! एक्सरसाइज और ट्रेनिंग गलत खाने की भरपाई नहीं कर सकती। अगर आप ट्रेनिंग बराबर कर रहे हैं मगर आपका खाना ठीक नहीं है, तो आप मनचाहे नतीजे नहीं पा सकते।

आपने सुना होगा "मैं दो घंटे जिम में ट्रेनिंग कर के आया हूँ इसलिए अब मैं कुछ भी खा सकता हूँ।" कुछ भी खाने से आपने जो दो घंटे लगाए वो आपने बराबर कर दिए या बर्बाद कर दिए।

याद रखिये यह सिर्फ ट्रेनिंग नहीं है, अच्छा खाना आपके सिक्स पैक्स के ल्लिये रीड की हड्डी के सामान है। कैलोरी कहाँ से आती हैं इससे फर्क नहीं पड़ता।

लाइफस्टाइल

लोगों को लगता है कि एक बार उनकी ऐब्स बन गईं, तो वो अपने पुराने अपोष्टिक खाना खाने की आदत पर वापस आ सकते हैं। याद रखिये, सिक्स पैक ऐब्स एक लाइफस्टाइल है, और आपको यह लाइफस्टाइल अपनी सारी ज़िन्दगी निभाना होगा। अगर, आप अपनी सारी ज़िन्दगी अपनी ऐब्स देखना चाहते हैं तो।

यह कोई शार्टकट या छुट्टी पर गोवा जाने के लिए नहीं है। आपको इसे जीना होगा। अगर आप तैयार हैं तो यह प्लान अपनाएं।

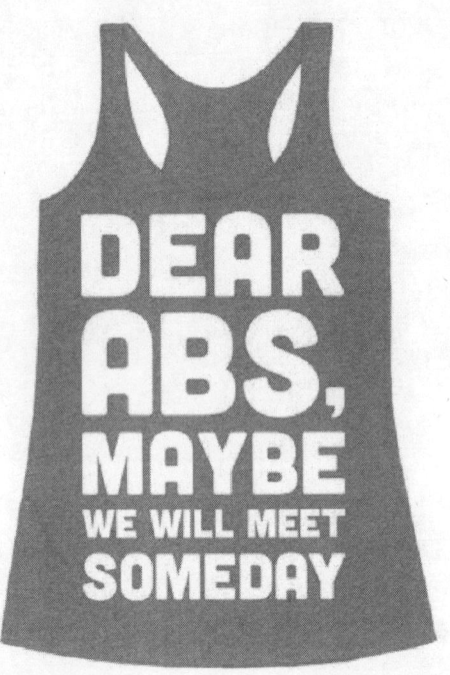

सफ़र की शुरुआत

किचन साफ़ करें

यहाँ से शुरुआत होती है। जब हम एक सपनों सा सुन्दर शरीर चाहते हैं तो हम अपने सफ़र की शुरुआत एक सही जिम ढूँढने से करते हैं। जो मेरे हिसाब से एक सही तरीका नहीं है। जैसा कि मैंने पहले कहा था, आपको जिम में हफ्ते में पांच या छः दिन सिर्फ चालिस से साठ मिनट बिताने हैं।

आपका ध्यान किचन पर होना चाहिए। यहीं से शुरुआत होगी।

आप दिनभर में क्या खाते हैं, आने वाले हफ़्तों के नतीजे उसी पर निर्भर करेंगे। इस्लिएय ज़रूरी है कि आप अपने

किचन की सफाई से शुरुआत करें और वहां से सारा जंक निकाल दें।

क्या हटाना है

ब्रेड और पिज़्ज़ा – यकीन मानिये आपको लगता है एक स्लाइस से कुछ नहीं हूगा मगर हर कुछ समय में एक स्लाइस से पिज़्ज़ा से आठों टुकड़े कब पूरे हो जायेंगे पता ही नहीं चलेगा।

पेय – सोडा, डब्बे वाले जूस चीनी से भरे होते हैं। इनकी थोड़ी मात्र भी आपका इन्सुलिन लेवल हिला सकती है, जो आपको और चीनी लेने के लिए उकसाएँगे। और आपकी इस प्रकार की इच्छाएं आपकी डाइट और गोल का अंत कर देंगी।

दूध – अब आप सोचेंगे कि मैं डाइट में से दूध निकालने के लिए क्यों कह रहा हूँ। इसका कारण है। इसलिए नहीं क्योंकि कई लोग लाक्टोज़ इन्तोलेरंत होते हैं बल्कि इसलिए क्योंकि दूध की चीनी सीधे आपके पेट की चर्बी पर असर करती है। अब आप कहेंगे कि आपको रोज़ नाश्ते के साथ या सोने से पहले दूध पीने की आदत है। क्या करें! अब आपको बदलनी होगी।

शराब – मैं जानता हूँ कि आप पूरे हफ्ते इतनी मेहनत करते हैं कि आपको लगता है हर हफ्ते के अंत में पार्टी करें। पार्टी का मतलब है शराब पीना या कभीकभार घर आये दोस्तों के साथ पीना। दोस्तों के साथ मिलना प्रॉब्लम नहीं है मगर शराब पीना है।

क्योंकि अक्सर ये एक ड्रिंक पर आ कर नहीं रूकती, ये तब तक चलती है जब तक अपना असर दिखाना ना शुरू कर दे। अगर आप संयमित मात्रा में भी पिए तो आप नमकीन

नाश्ता खाते रहेंगे। तो आपका डाइट प्लान तो मिटटी में मिल गया। इसके अलावा अगले दिन का हैंगओवर! आप अपनी कसरत भी छोड़ देंगे।

फास्टफूड – मुझे हमेशा से रस्ते में खाने की आदत थी। इसलिए जंकफूड मेरी लिस्ट में सबसे ऊपर था। मगर हम सब जानते हैं कि जंकफूड को जंकफूड क्यों कहा जाता है। यह कार्ब्स से भरा होता है, ख़ासतौर पर वाइट ब्रेड, जो आपकी टोटल डेली एनर्जी एक्सपेंडीचर (ज्क्म्म) से कहीं ज्यादा कैलोरी आपको देता है।

अपना खाना बनायें

अब जब आपने अपना किचन साफ़ कर लिया है, आपके लिए यह ज़रूरी है कि आप अपना खाना खुद बनाने की आदत डालें। मैं यह नहीं कह रहा कि आप मास्टर शेफ बन जाएँ। मगर अगर आप खुद खाना बनायेंगे तभी आप इस चीज़ का ध्यान रख सकते हैं कि आप अपने शरीर में क्या डाल रहे हैं। बजाय इसके कि कोई और आपको बताये कि आपके अन्दर क्या जा रहा है।

शुरू में शायद आपको यह मुश्किल लगे मगर यहाँ बताये खाने को बनाने का तरीका इतना आसान है कि कुछ एक बार बनाने के बाद शायद आप यह काम ख़ुशी से करने लगें।

मगर शुरुआत में, जो भी आपके लिए खाना तैयार कर रहा है आपको उसके पीछे साए की तरह रहना होगा और उसे बताना होगा की वह खाना मेरे बताये गए मील प्लान के अनुसार ही बनाये जो मैं आपको बताऊंगा।

हमारे हर खाने में

1. कम मात्रा में नमक होगा

2. कम मात्रा में तेल होगा

3. कम से कम पका हुआ खाना होगा

आप ग्रिल या हल्का पका हुआ खाना (सौटे किया हुआ खाना) और मीट (आपके रोज़ाना के प्रोटीन के लिए) खायेंगे। सौटे किये हुए खाने के लिए आपको साड़ी सामग्री एक बर्तन में डाल कर दस से पंद्रह मिनट तक हलकी पकानी होगी।

अहम् बात, अगर आप नौकरीपेशा हैं तो आपको अपनी मील हर रोज़ काम पर या कॉलेज ले जानी होगी। कोई कॉलेज कैंटीन या अन्य बाहर का खाना नहीं। याद रखिये, आप किसी और पर निर्भर नहीं हैं, आप को सिर्फ अपना खाना पता ही नहीं है आप उसे अपने साथ लाये भी है। इसका अनुशासन रखना सिक्स पैक्स पाने का सबसे कारगार तरीका है।

ज़्यादातर लोग मेहनत नहीं करना चाहते। होटल में बनाये ग्रिल चिकन और आपके बनाये ग्रिल चिकन में पड़ने वाली सामग्री में बहुत अंतर होगा। होटल का खाना स्वाद को ध्यान में रखकर बनाया जाता है जबकि हमारा बनाया खाना नतीजे लाने के लिए है।

नतीजे के लिए खाएं स्वाद के लिए नहीं

अब बात आती है स्वाद की। अगर आप नतीजों के लिए सीरियस हैं तो स्वादको छोड़ दें। अच्छी डील–डौल और सिक्स पैक्स वाले लोग भूल चुके हैं मसाले कैसा स्वाद करते थे।

याद रखिये आपको नतीजों के लिए खाना है, स्वाद के लिए नहीं। और यही बात मैंने अपने पिछले सेक्शन में आपसे कही। सिक्स पैक्स का सफ़र, लाइफस्टाइल में फर्क लाना है। साधारण से बेहतर नतीजे लाने के लिए साधारण से बेहतर चीज़ें भी करनी पड़ेंगी।

अब आप पोषण के लिए खायेंगे। ऐसा खाना जो आपका शरीर बढ़ाएगा और और बॉडी फट कम करेगा। हमारा गोल खाने से बेहतर नतीजे निकालना है। पहले आप ग़लत खा कर उसे जिम में जा कर जलाते थे, आप आप जिम में अच्छे नतीजे पाएंगे क्योंकि आप बेहतर खा रहे हैं।

यह सबसे कामयाब कदम है, जिसका आदि होना आसान नहीं होगा! मैं पहले ही बता रहा हूँ पहला हफ्ता बहुत मुश्किल होगा मगर आप इससे पार हो गए तो आने वाले पच्चीस साल आप अपने पसंद की शारीरिक कद–काठी के साथ बिताएंगे।

खाना अब आपका दोस्त है, और आप अपना ट्रेनिंग प्रोग्राम पूरी निष्ठां से ले रहे होंगे। पहले आपके खाने के ग़लत शौक आपके गोल के उलट काम कर रहे थे।

आप क्या खायेंगे यह अगले सेक्शन में आएगा। मगर तैयार रहिये यह आसान नहीं होगा। थाम लीजिये खुद को।

कल्पना कीजिये

कल्पना करना एक कामयाब औज़ार है, जो आपको आपके गोल तक ले जाने में मदद करेगा। मैं आपको बताता हूँ कि कल्पना का कांसेप्ट कैसे काम करता है।

1. कल्पना कीजिये कि आप सिक्स पैक ऐब्स के साथ कैसा दिखना चाहते हैं।

2. याद रखिये, गोल एक ख्याल के साथ शुरू होता है और फिर एक कल्पना का रूप ले लेता है।

3. सोचिये आप कैसा महसूस करेंगे जब आपके पास वो सिक्स पैक्स होंगे।

4. अपने दिमाग को सकारात्मक सोच से भरा रखिये।

5. सोचिये आप कैसे ट्रेन होंगे।

6. हर कुछ घंटों में खुद को प्रेरित करिए, कि आप यह कर सकते हैं।

अब आप यह सोच रहे होंगे कि क्या मुझे खुद से बात करनी होगी? जवाब है, हाँ। आप खुद को पूरे समय प्रेरित कर रहे होंगे। क्योंकि जो आप कर रहे हैं वह आपके दिगाग को वह करने के लिए प्रोत्साहित कर रहा है। दिमाग सोचता है और शरीर करता है।

VISUALISATION IS EVERYTHING.
IF YOU CAN IMAGINE SOMETHING,
YOU CAN DO IT.
NOTHING HAPPENS IN REALITY UNTIL
IT HAPPENS IN YOUR MIND FIRST.

एक ध्येय के साथ ट्रेनिंग लें

मैं मान रहा हूँ कि अब आपको ट्रेनिंग करते हुए कुछ समय हो चुका है। और अभी तक आप अपनी सिक्स पैक्स की इच्छा पूरी नहीं कर पाए हैं। मैंने आपकी नाकामयाबी के कई कारण बताये हैं। मगर यह वाला आपकी आँखें खोल देगा।

आपने हमेशा ट्रेनिंग को इसलिए किया कि यह आपको कडकडाती मस्पेशियाँ दे सके या आपके सिक्स पैक्स बना सके। मगर आपने यह कभी नहीं सोचा कि आप ट्रेनिग क्यों कर रहे हैं, आपका लक्ष्य क्या है?

याद रखिये लक्ष्य आपको नज़रिया देता है, आपके "क्यों" का जवाब देता है जिसके लिए आप सिक्स पैक्स बनाना चाहते हैं। अगर आपके पास कोई लक्ष्य होगा तो आप हमेशा प्रेरित रहेंगे। आप कभी हतोत्साहित नहीं होंगे। क्योंकि आपको हमेशा अपना गोल दिखाई दिखाई देता रहेगा!इसलिए खुद

से पूछें! मुझे सिक्स पैक्स क्यों चाहियें? कारण जितना गहरा होगा सफर उतना ही आसान हो जाएगा।

उदाहरण के तौर पर, अगर आपका अभी–अभी दिल टूटा है। जिसने आपका दिल तोड़ा उसे ग़लत साबित करना अपनेआप में एक कारण हो सकता है, तो उस बारे में सोचना शुरू करें।

TRAIN WITH A PURPOSE. EAT WITH A PLAN.

प्लान के अनुसार खाएं

जैसा मैंने पहले कहा, आपके खाने का प्लान होना चाहिए। इस प्रोग्राम को अपना सबसे बड़ा प्रोजेक्ट बना लें; जिस पर आप अपने लिए काम कर रहे हैं। अब आप अपने शरीर में कुछ भी नहीं दाल सकते। आपको अपनी हर रोज़ की डाइट प्लान करनी होगी और उस पर डेट रहना होगा।

गए वो दिन जब आप एक इसे क्रीम खा सकते थे और खुद को कह सकते थे, "एक से कुछ नहीं होगा"। जानते हैं क्या, फर्क पड़ता है।

आने वाले सेक्शन में, मैं आपको डाइट प्लान दूंगा, जो आपको अगले 90 दिनों तक निभाना है। कोई फेरबदल नहीं।

अब समय है आपके कुछ भ्रम दूर करने का! इससे पहले कि मैं डाइट प्लान दूँ, मैं सिक्स पैक्स से जुड़े आपके कुछ भ्रम दूर करता हूँ। हर कोई सोचता है कि कोई खुफ़िया डाइट होगी, कोई खुफ़िया प्रोडक्ट, जो लोग लेते हैं सिक्स पैक्स बनाने के लिए।

ये कहे जाने वाले फोर्मुले अब पुराने हो चुके हैं, जिनपर दुनिया विश्वास करती थी। तो आइये इन्हें एक–एक कर ग़लत साबित करते हैं।

THE BEST PROJECT
YOU'LL EVER WORK
ON IS YOU.

भ्रम # 1

अगर आपको ऐब्स चाहियें तो कार्ब्स बंद करनी होंगी

यह भ्रम लगभग दस साल से सुना जा रहा अहै।. जो लोग सिक्स पैक ऐब्स की कोशिश कर रहे हैं उन्हें कहा जा रहा है कि कार्बोहाइड्रेट्स बंद कर दें (एक मैक्रो जो मैंने

पहले बताया था). किसी भी इंसान के लिए डाइट में बिना कार्ब्स के रहना नामुमकिन है। आप कुछ बी खाएं, उसमे कुछ मात्रा में कार्ब्स ज़रूर होंगे। हमारा दिमाग कार्ब्स से ही काम करता है। ऐसा करने से आप अपने दिमाग तक वो खाना नहीं पहुंचा रहे जिसपर वह ठीक काम करता है। अगर आपका दिमाग ठीक से काम नहीं कर रहा है तो आप चिडचिडे, परेशान और उदास रहेंगे।

अगर आप सारी ज़िन्दगी ऐसे रहना चाहते हैं, तो रह सकते हैं। मगर साइंस के अनुसार, आपको कार्ब्स नहीं छोड़नी चाहियें चाहे आपका जो भी लक्ष्य हो। याद रखिये, कार्ब्स आपकी दुश्मन नहीं है; यह कार्ब्स लेने का समय है जो आपको आपके लक्ष्य तक नहीं पहुँचने दे रहा।

हमारे 90 दिनों के प्रोग्राग के दौरान, कुछ मात्रा में कार्ब्स होंगी, जो आपके लिए हम शामिल करेंगे, ताकि आप अच्छी तरह काम कर सकें। मगर हाँ, इस प्रोग्राम में कार्ब्स होंगी। मगर कार्ब्स की क्वालिटी पर मैं आपको गाइड करूँगा।

भ्रम # 2

सिक्स पैक ऐब्स के लिए बहुत कार्डियो करना होगा

मैंने जिम में कई लोगों को देखा है जो सिक्स पैक ऐब्स पाने के लिए घंटों ट्रेडमिल पर लगे रहते हैं। वह गर्व से लोगों को बताते हैं कि वे कितना दौड़ कर आये हैं। "आज मैं एक घंटा दौड़ कर आया, मैंने ट्रेडमिल पर पंद्रह सौ कैलोरी जलाईं आज"। आपने यह अपने जिम में भी सुना होगा।

मगर लोग शायद ही नतीजों की बात करते हैं। वो नहीं जानते की घंटों दौड़ने से सिक्स पैक्स बनाने में कोई मदद नहीं होगी अगर वो आपका लक्ष्य है। अगर आपका लक्ष्य एक

मैराथन रनर बनने का है तो आप कितना भी दौड़ सकते हैं ताकि आपकी ताकत बनी रहे।

सिक्स पैक पाने के लिए, आपको घंटों दौड़ने की ज़रूरत नहीं है। आपके कार्डियो सेशन निर्भर करेंगे कि आपने उस दिन कितनी कैलोरी ली है ताकि आपका ज्यादा से ज्यादा कैलोरी डेफिसिट बन सके।

कार्डियो का मकसद कैलोरी जलाना होता है। आपका पैदल चल कर, साइकिल चला कर या कुछ मिनट तक कोई खेल खेलकर भी कैलोरी जला सकते हैं। मगर लोगों ने कार्डियो का हव्वा बना रखा है, जिससे सब इसे करने से कतराते हैं।

हमारे प्रोग्राम में, हम कार्डियो करेंगे मगर बहुत घंटों तक नहीं, सिर्फ हमारा कैलोरी डेफिसिट बढ़ाने के लिए।

भ्रम # 3

सिक्स पैक्स आपको सिर्फ सप्लीमेंट लेने से मिल सकते हैं

हम वाकई में सोचते हैं कि ये कोई जादुई उत्पाद हैं, जिन्हें लेने से हमारे सिक्स पैक्स बन जायेंगे। मगर सच्चाई यह है, कि दुनिया में कोई ऐसा जादुई उत्पाद नहीं है, जो आपको सिक्स पैक्स की गारंटी दे सके।

कम्पनीज़ चाहे जो कहें, यह सच नहीं है। मैं आपसे गुज़ारिश करूँगा कि टेलीविज़न पर आने वाली हर चीज़ का विश्वास ना करें। ख़ासतौर पर वह विज्ञापन, जिनमे एक आदमी मोटे से तंदुरुस्त वो उत्पाद लेने से सिर्फ एक महीने में हो जाता है! यह सब वायदे झूठे हैं और आपको यह कभी नहीं खरीदना चाहिए।

सिक्स पैक ऐब्स बनाने के लिए सिर्फ एक तरीका है और वह है ट्रेनिंग, अच्छी डाइट, आराम और बेसिक ऊपरी पोषण का समागम। याद रखिये मैंने अभी क्या कहा। बेसिक ऊपरी पोषण।

ऊपरी पोषण केवल ऊपरी पोषण होता है, वह आपकी डाइट की जगह नहीं ले सकता। अक्सर लोग असली खाने को पाउडर से बदल देते हैं, पर यह आपको आपके सिक्स पैक के गोल के पास नहीं ले जायेगा।

भ्रम # 4

घंटों ऐब्स के लिए ट्रेनिंग करने से आपको सिक्स पैक मिल जायेंगे

यह वाला भ्रम मैं जानता हूँ आपने भी सुना होगा। घंटो क्रन्चेस करने से वे सोचने लगते हैं कि उनके सिक्स पैक्स बन रहे हैं। मगर सच्चाई यह है कि हजारों क्रन्चेस करने से भी आपको सिक्स पैक ऐब्स नहीं मिलेंगे, वे सिर्फ मज़बूत होंगे। जैसा मैंने पहले कहा, हमे बॉडी फैट कम से कम करने पर ध्यान देना है। और ऐब्स की कसरत करने से ज्यादा कैलोरी नहीं जलती।

इसके उलट, बार–बार ऐब्स करने से आप अपनी ऐब्स की माँसपेशियों को नुक्सान पहुंचा रहे हैं।

भ्रम # 5

रोज़ ऐब्स की ट्रेनिंग लेने से आपको सिक्स पैक मिल जायेंगे

सिर्फ यह ही नहीं है कि लोग हद से ज़्यादा ऐब्स की कसरत कर लेते हैं, पर हर रोज़ भी करते हैं। उनके लिए हर दिन ही ऐब्स का दिन है। आपने देखा नहीं लोग नियम

से अपना वर्क आउट ख़त्म करने के बाद ऐब्स बोर्ड पर जाते हैं और हजारों ऐब्स करते हैं। लेग रेसेस से लेकर क्र्चेस तक, उन्हें रोकना नामुमकिन हो जाता है।

याद रखिये और किसी माँसपेशी की तरह, ऐब भी हमारे शरीर की एक माँसपेशी है। आपको इसे सँभालने का समय चाहिए होगा। इन्हें हर रोज़ करने से आप केवल इन्हें थकाएंगे और उन्हें बढ़ने नहीं देंगे।

हमारे प्रोग्राम में हम हर रोज़ ऐब्स नहीं करेंगे।

भ्रम # 6

सिक्स पैक्स के लिए फैट ख़राब हैं

मैं पहले अपनी डाइट से फैट और कार्ब्स हटा देने की गलती कर चूका हूँ। जिसकी वजह से मेरे नतीजे देर से आये।

सच्चाई यह है कि अच्छे फैट आपके फैट लौस की प्रक्रिया को तेज़ कर सकते हैं, जिससे आपकी सिक्स पैक्स नज़र आने लगेंगी। इसलिए जो भी करें अपनी डाइट से फैट और कार्ब्स को कभी पूरी तरह से ना हटायें। हमारी 90 दिन की डाइट में हर चीज़ का मिश्रण होगा।

प्रोग्राम शुरू करते हैं

सिक्स पैक्स के लिए ट्रेनिंग करना थोडा अलग होगा। अब यह प्रोग्राम उन लोगों के लिए बनाया है, जिन्हें ट्रेनिंग करते हुए तीन महीने हो चुके हैं। मैं समझ रहा हूँ कि आपको जिम जाने में कोई तकलीफ नहीं होगी।

ट्रेनिंग चालीस मिनट से लेकर एक घंटे के अन्दर होनी चाहिए। आप बहुत ज्यादा ट्रेनिंग कर के खुद को थकाना

नहीं चाहते हैं। ज़रूरत से ज़्यादा ट्रेनिंग से आपकी बढ़त रुक जाएगी और सारी प्रक्रिया धीमी पड़ जाएगी।

वैसे भी आपको पूरी प्रक्रिया का आनंद लेना चाहिए ना कि सिर्फ अंत। याद रखिये यह कोई प्रताड़ना नहीं है, बल्कि अब आप अपने शरीर को वैसा बना रहे हैं जैसा आप उसे देखना चाहते थे।

इस प्रोग्राम के अंतर्गत हम छः दिन ट्रेनिंग करेंगे जिसमें ज्यादा इंटेंसिटी और स्टेडी स्टेट वर्कआउट्स करेंगे और सेट्स के बीच–बीच में आराम भी करेंगे।

बॉडीवेट ट्रेनिंग

वेट रूम में जाने से पहले, ज़रूरी है कि आप अपना बेस मज़बूत करें। और बॉडीवेट ट्रेनिंग रो ज्यादा गज़बूत नीव किसी चीज़ से नहीं बनती। बॉडीवेट ट्रेनिंग कोई नया सिद्ध ांत नहीं है; यह सालों से नतीजे दे रहा है।

बॉडीवेट ट्रेनिंग किसी भी तरह की कसरत है, जो आपके अपने शारीरिक वज़न के उलट काम करता है।इसका मतलब है कि आपको जिम जा कर वज़न नहीं उठाने पड़ेंगे, आप कहीं भी अपने शारीरिक वज़न का इस्तेमाल कर के कसरत कर सकते हैं।

सिक्स पैक बनाने में बॉडीवेट ट्रेनिंग के फ़ायदे

जल्द होने वाले फायदे

बॉडीवेट ट्रेनिंग बहुत कारगर है। आपको कोई वर्कआउट करने में तीस मिनट से ज़्यादा समय देने की ज़रूरत नहीं है। और इससे बेहतरीन और जल्दी नतीजे मिलते हैं खासतौर पर तब जब आप बॉडी फैट कम करने की कोशिश कर रहे हैं। ऐसा इसलिए हैं कि दो सेट करने के बीच में आराम का

समय बहुत कम मिलता है जिससे आपकी ह्रदय गति बहुत तेज़ रहती है जिसमे आपका फैट जल्दी जलता है।

कार्डियो और स्ट्रेंथ का मेलजोल

ज़्यादातर लोग अपने ट्रेनिंग प्रोग्राम में इसलिए फेल हो जाते हैं क्योंकि वह हर रोज़ वही–वही चीज़ें कर के बोर हो जाते हैं। बॉडीवेट ट्रेनिंग वर्क आउट को मजेदार बनाये रखती है। बॉडीवेट कसरत स्ट्रेंथ और कार्डियो का मेल है, जो आपको दोनों तरह की कसरत का फायदा देती है। आप ना सिर्फ फैट कम कर सकते हैं बल्कि एक मज़बूत नीव भी बना सकते हैं।

पूरा वर्क आउट

बॉडीवेट कसरत एक पूरा वर्क आउट हैं। वो हर सेट में सारी ख़ास माँसपेशियों को शमिल कर लेती है और माँसपेशियों को पूरा तैयार करती हैं। और सबसे पहले बॉडीवेट कसरत आपकी कोर ताकत बढाती है, इसलिए यह किसी भी सिक्स पैक प्रोग्राम की नीव है।

ऊपरी पोषण

हमे यह कई बार कहा गया है कि सिक्स पैक वाले लोगों के पास कुछ जादूई उत्पाद और ऊपरी पोषण होता है जिससे उनके ऐसे कड़कड़ाते सिक्स पैक्स होते हैं। मगर कोई हमे उन उत्पादों के बारे में नहीं बताता ना ही यह बताता है कि वह कहाँ मिलेंगे।

इससे पहले की मैं आपको यह बता कर के हताश करूँ की ऐसे कोई उत्पाद और ऊपरी पोषण नहीं होते हैं, जिनसे आपको सिक्स पैक्स मिल जाएँ, मैं आपसे कुछ बातें बांटना चाहता हूँ।

यह झूठ हम कई सालों से जी रहे हैं।

1. कंपनियों का यह कहना कि उनकी गोलियाँ सीधे ऐब्स पर असर करती हैं।

2. ब्रांडों का यह कहना कि उनके जैल सीधे ऐब्स से चर्बी कम करते हैं।

अब वक़्त है कि कोई आपको सच बताये!

ऐब्स बनाने के लिए कड़ी मेहनत, डाइट और ट्रेनिंग की ज़रूरत होती है। ऊपरी पोषण और उत्पाद काम करते हैं मगर बहुत कम मात्रा में। वो सिर्फ वह कमी पूरी करते हैं जो हमारी कुदरती डाइट पूरी नहीं करती! अगर आपकी डाइट सही है तो ऊपरी पोषण जोड़ने से आपके शरीर को एक बढ़ोतरी मिल जाती है पूरी तरह से काम करने के लिए।

मगर वह कौन सा ऊपरी पोषण है जिसकी हमे ज़रूरत है।

मैं ऊपरी पोषण को दो श्रेणियों में बांटा देता हूँ।

1. जिसकी ज़रूरत है दृ यह वह ऊपरी पोषण है जो आपको अपनी सिक्स पैक्स के लिए ज़रूर चाहिए।

2. जो हो तो अच्छा है दृ यह वह ऊपरी पोषण है जो आपके सिक्स पैक्स के सार में आपकी मदद कर सकता है।

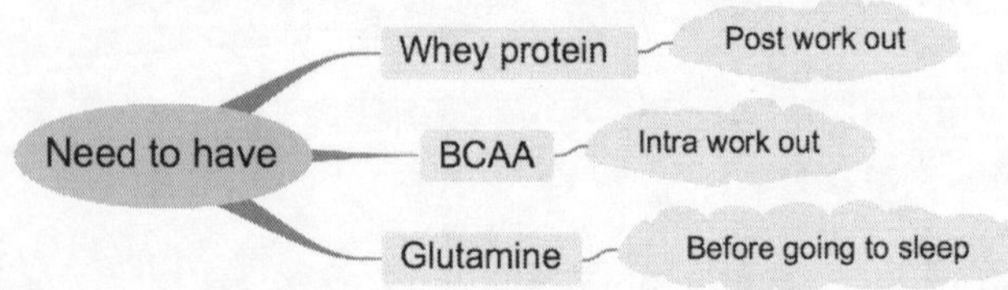

जिसकी ज़रूरत है

वे प्रोटीन

आप में से कुछ लोगों को शायद ऊपरी पोषण लेने में तकलीफ होती हो, यह सोच कर की इन अकुद्रती पाउडरों में रसायन और एनाबोलिक होते हैं। मगर सच यह है की कई ऊपरी खाद्य पोषण कुदरती होते हैं और दूध के बने होते हैं। वे प्रोटीन ऐसा एक उत्पाद है।

यह वैज्ञानिक रूप से साबित हो चुका है कि कड़ी कसरत करने के बाद एक चम्मच वे प्रोटीन लेने से माँसपेशियों की खोई ताकत लौट आती है। मगर, हर कोई वे प्रोटीन को अलग–अलग तरह से रियेक्ट करता है। वैसे ही जैसे आप दूध की चीज़ों के लिए कैसे रियेक्ट करते हैं! अगर आपको दूध नहीं सूट करता तो इसका मतलब यह नहीं किसी को भी नहीं करता।

कुछ लोग दूध नहीं पचा पाते, और दूध पीने से उनका पेट ख़राब हो जाता है। इसी तरह से वे प्रोटीन से किसी को रिएक्शन हो सकते हैं। आप जब एक बार इसे लेंगे तभी आपको पता चलेगा यह आपको सूट करता है या नहीं। याद रखिये, अगर यह आपको सूट नहीं करता तो इसका मतलब यह नहीं की वह ख़राब है या उसके साइड इफेक्ट्स हैं।

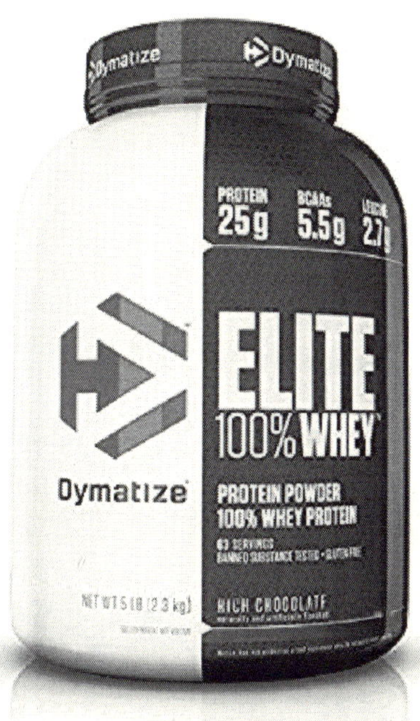

बीसीऐऐ - ब्रांचड चेन अमीनो एसिड

ज्यादा तकनीक में जाए बिना, आपको बस यह जानने की ज़रूरत है की आपको बीसीऐऐ क्यों चाहिए। हमारा शरीर एक पेचीदा मशीन है, जो लगातार खाने को पचा कर उससे एनर्जी निकालता है ताकि हम अपने रोज़मर्रा के काम आसानी से कर सकें।

20 से ज़्यादा एमिनो एसिड होते हैं, जिनकी हमारे शरीर को ज़रूरत होती है। 20 में से 9 वो ज़रूरी एमिनो एसिड हैं जो हमारा शरीर नहीं बनाता इसलिए हमे उन्हें बाहर से प्रोटीन से भरी डाइट से लेना होगा।

बीसीऐऐ का सप्लीमेंट फॉर्म तीन एमिनो एसिड का बना होता है।

1. लयूसिन
2. इसोलयूसिं
3. वैयलाइन

यह तीन क्यों? क्योंकि हमारे शरीर के 30–40% माँसपेशियों का प्रोटीन इन्ही एमिनो एसिड प्रोफाइल से बना होता है।

वे प्रोटीन की ही तरह, बीसीऐऐ भी वर्क आउट के बाद रिकवरी में मदद करते हैं।

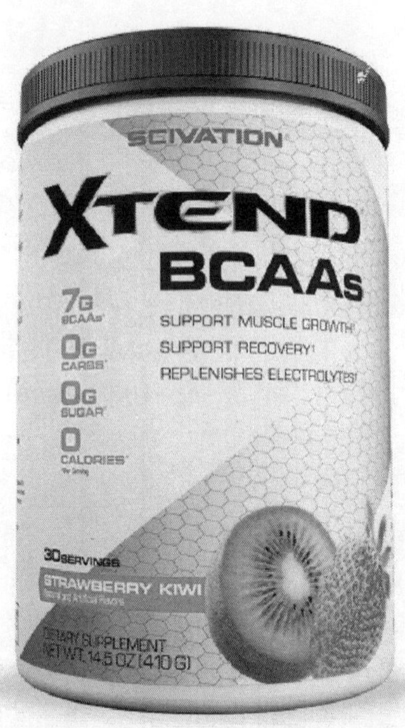

ग्लुतामिन

बीसीऐऐ की तरह ही एल ग्लुतामिन भी एक एमिनो एसिड है जिसे हमारा शरीर कुदरती रूप से बनाता है। मगर मैं फिर भी एक ग्लुतामिन लेने की सलाह देता हूँ क्योंकि इसके कई फायदे हैं, जो मुझे मेरे सिक्स पैक्स के सफ़र में मिले!

कड़ी ट्रेनिंग के बाद हमारा शरीर उतना एल ग्लुतामिन नहीं बना पाता, इसलिए सप्लीमेंट लेने से कड़े वर्क आउट के बाद रिकवरी जल्दी हो सकती है।

सोने से पहले 3–5 ग्राम लें।

अधिकतर सप्लीमेंट जो हम अपने सिक्स पैक्स के सफ़र के दौरान ले रहे हैं वो वर्क आउट के बाद जल्दी रिकवरी में मदद करेंगे। जल्दी रिकवरी से हम अपने ट्रेनिंग के कायदे को पूरी तरह से निभा सकेंगे। और लगातार ऐसा करना हमे अपने लक्ष्य के नज़दीक ले आएगा।

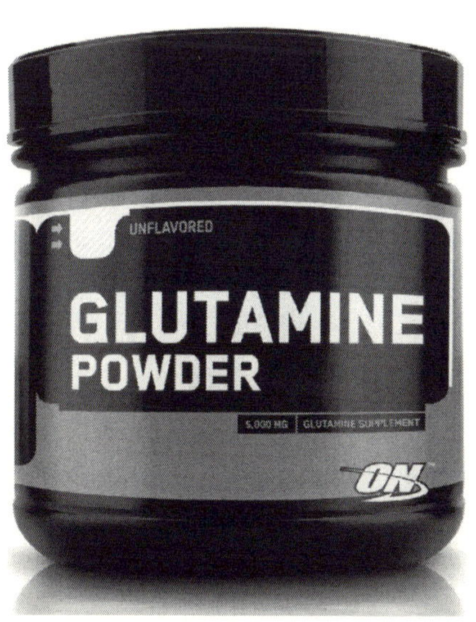

जो हों तो अच्छा है

यह वह सप्लीमेंट हैं जो आपको तब चाहियें जब आप वर्क आउट के मूड में नहीं हों। इसीलिए ये सब वर्क आउट से पहले के पोषण की श्रेणी में आते हैं।

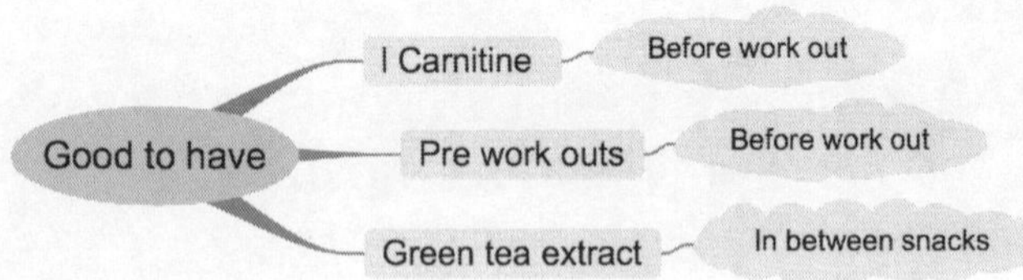

पहला और दूसरा हफ्ता बॉडीवेट ट्रेनिंग

सुपर सेट, जिसमे हर कसरत के बीच में 25 सेकंड का आराम होगा।

6 कसरत मतलब एक सेट, कुल हम 6 सेट करेंगे

36 सेट हर वर्क आउट के, सोमवार, बुधवार और शुक्रवार के।

फ़र्क जानिये

चर्बी घटाना या वज़न घटाना

लोग अक्सर वज़न घटाने और चर्बी घटाने में कंफ्यूज़ हो जाते हैं। आइये मैं आपको फर्क बताता हूँ।

वज़न हर कोई कम कर सकता है! केवल कुछ दिनों तक कुछ ना खाएं, जैसा की क्रेश डाइट करने वाले कई लोग करते हैं, खुद को दिनों तक भूखा रखते हैं। इससे होता यह है कि वे मासपेशियों का वज़न घटाने के साथ शरीर से पानी का वज़न भी घटाते हैं। और जिस क्षण आप खाना

शुरू करते हैं, पानी वाला वज़न लौट आता है। इसलिए लोगों को एक जैसा वज़न बनाये रखने में मुश्किल होती है।

याद रखिये जितना आपके शरीर में मासपेशियों का भार होगा, उतना आपका शरीर चर्बी कम पकड़ेगा। और वज़न घटाने के तरीके में अपनेआप ही मासपेशियों का वज़न घट जाता है।

वज़न घटाना = मास्पेशियाँ घटाना + पानी का घटना + चर्बी घटना

दूसरी और चर्बी का घटना, पहले से जमी चर्बी का शरीर

WEEK 1 AND 2

BODYWEIGHT TRAINING

Super set, with 25-second rest in between each exercise.

6 exercises makes one set, total we do 6 sets total 36 sets per workout on Monday, Wednesday and Friday.

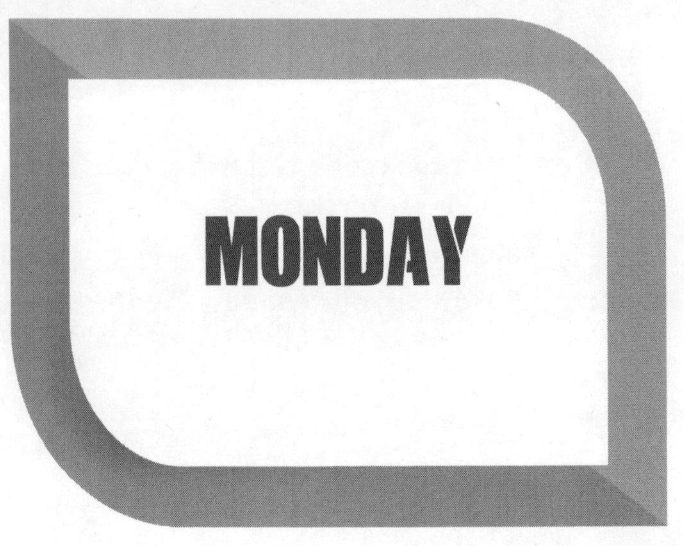
MONDAY

EXERCISE # 1
PUSH UPS – 10 REPS

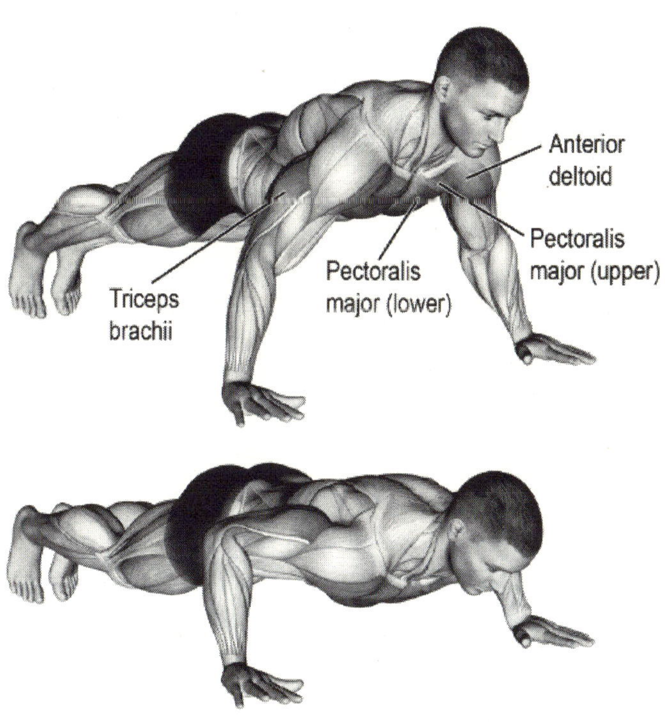

EXERCISE 2
FREE SQUATS- 10 REPS

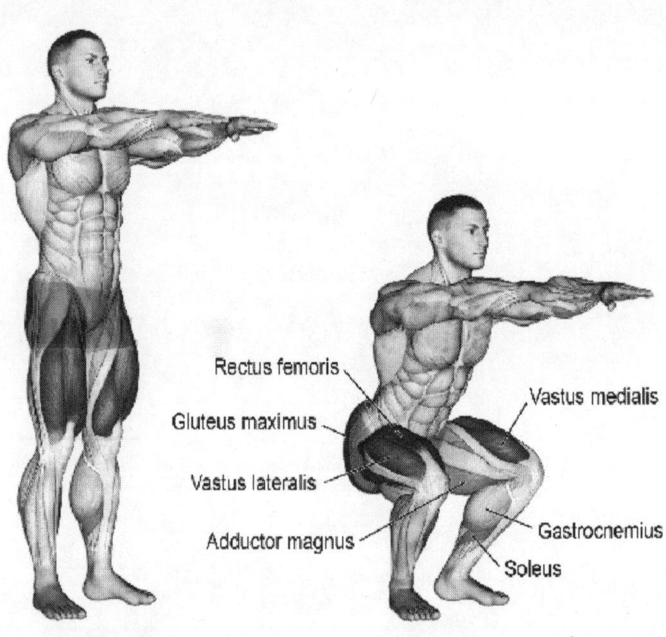

EXERCISE 3
JUMPING JACKS- 10 REPS

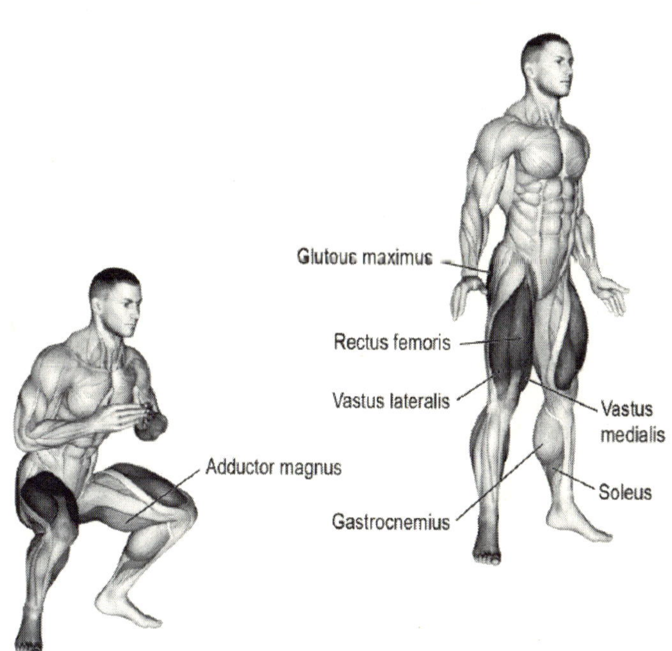

EXERCISE 4 - LUNGES- 10 REPS

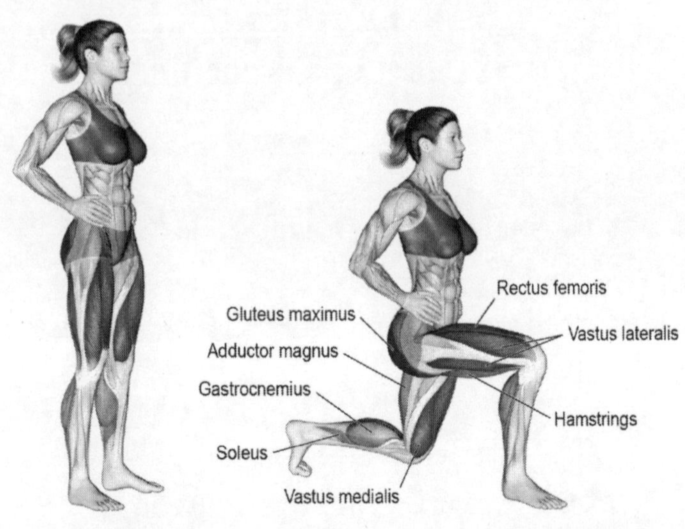

EXERCISE 5 - PLANK – ONE MINUTE HOLD

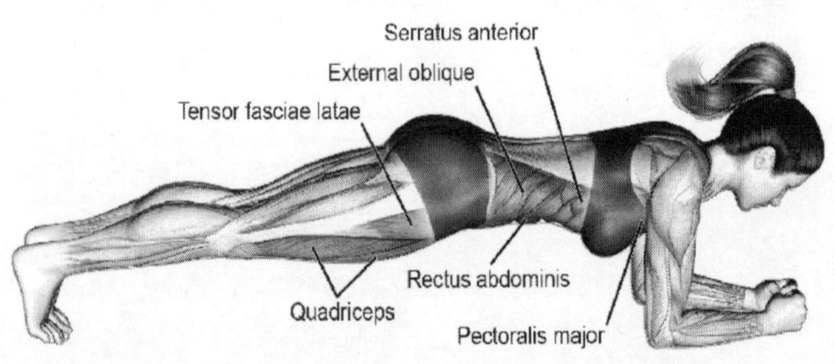

EXERCISE 6
PULL UPS – 10 REPS

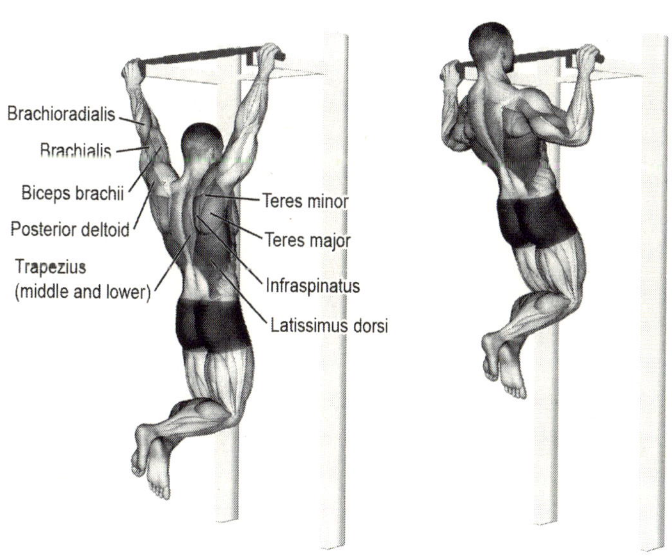

WEDNESDAY AND FRIDAY

REPEAT MONDAY

WEEK 3 AND 4

STRENGTH TRAINING

Monday: Legs

Warm up

10 minutes walking

50 push ups (break it to a set of 3)

50 free squats

MAIN WORKOUT

LEG EXTENSION 4 SETS, 12 REPS EACH

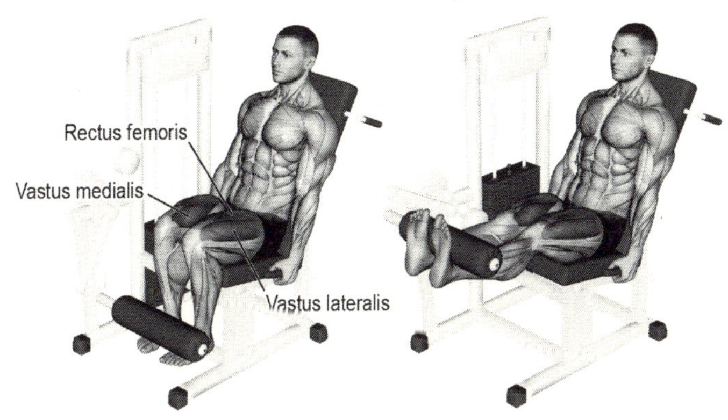

SQUATS (SMITH MACHINE)
4 SETS, 12 REPS EACH

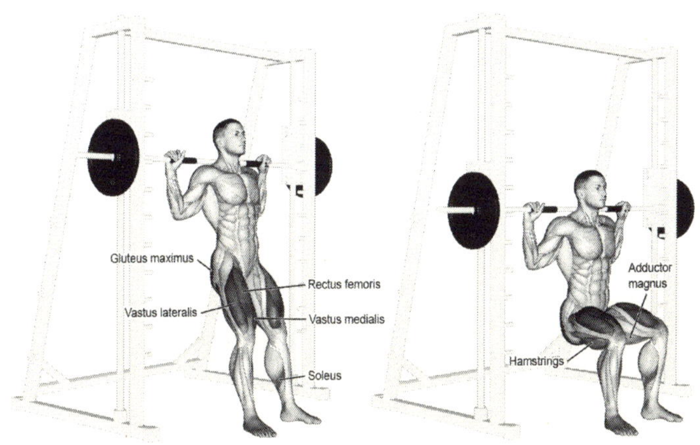

LEG CURL
4 SETS, 12 REPS EACH

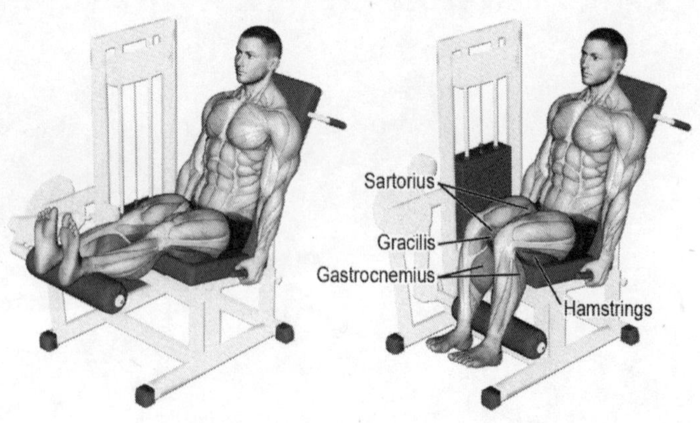

WALKING LUNGES
4 SETS, 12 REPS EACH

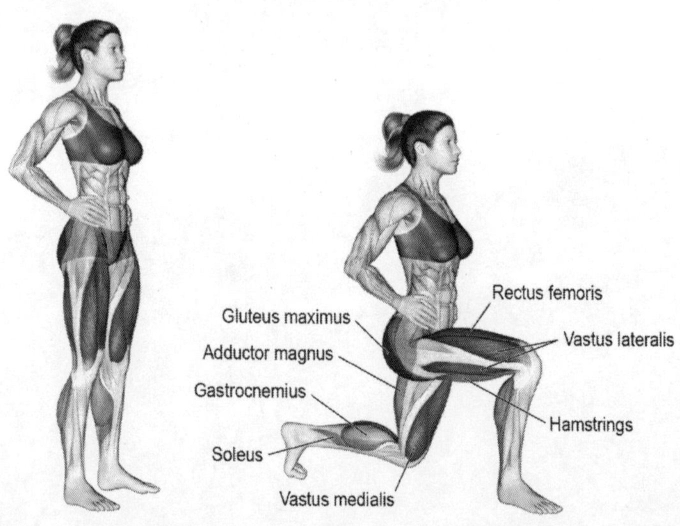

FREE SQUATS
6 SETS, 10 REPS EACH

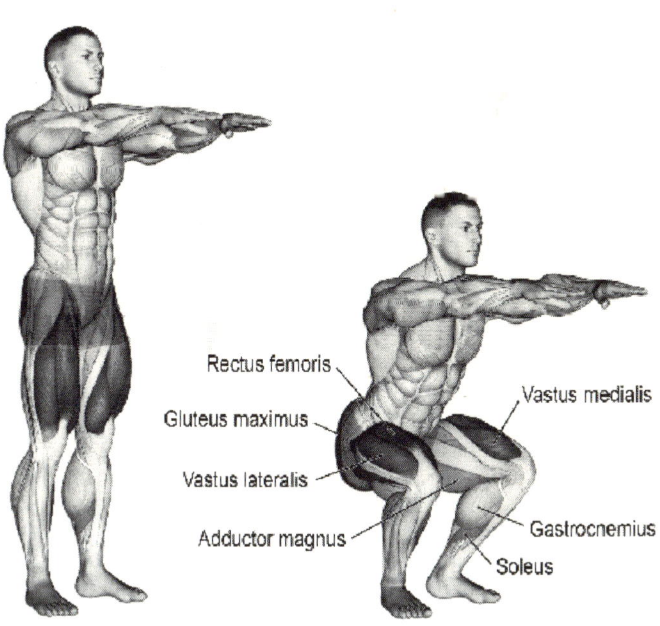

CARDIO
20 MINUTES INCLINE
WALK ON TREADMILL

Tuesday: Chest and back

Warm up

10 minutes walking

50 push ups (break it to a set of 3)

MAIN WORKOUT CHEST

FLAT BENCH PRESS 4 SETS 12 REPS EACH

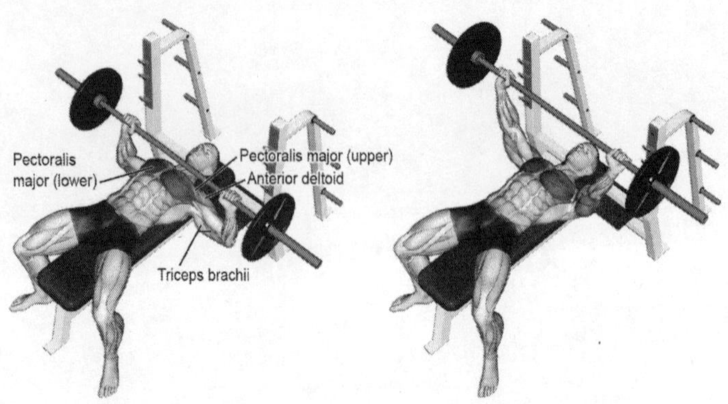

INCLINE DUMBELL PRESS 4 SETS 12 REPS EACH

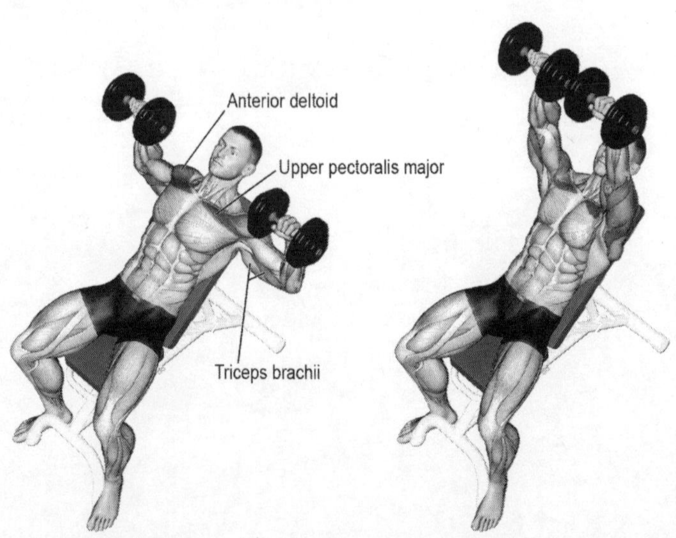

FLAT FLYS 4 SETS 12 REPS EACH

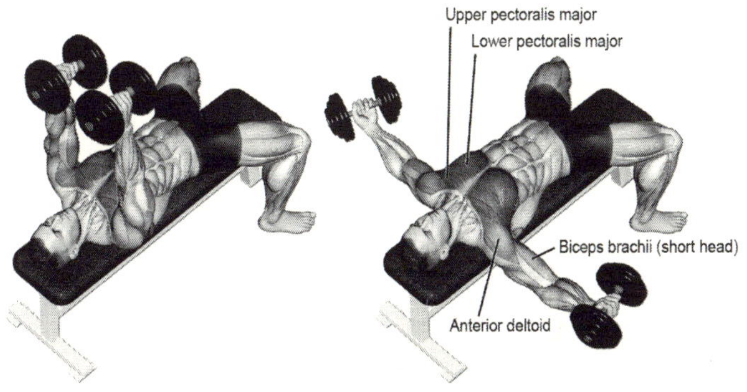

PEC DEC FLY
4 SETS 12 REPS EACH

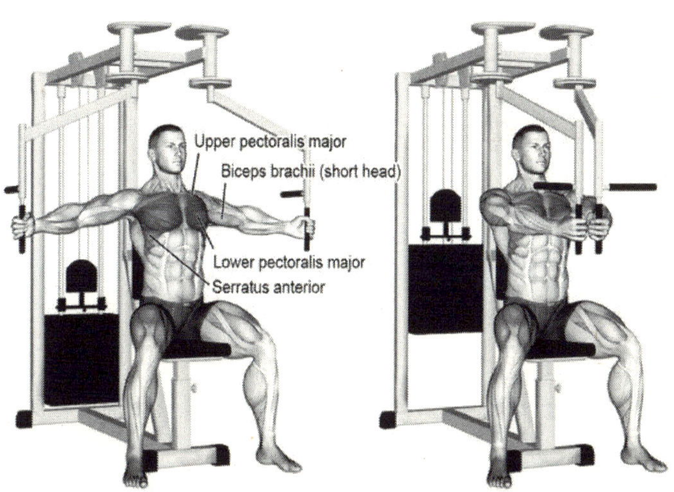

PULL UPS 4 SETS 12 REPS EACH

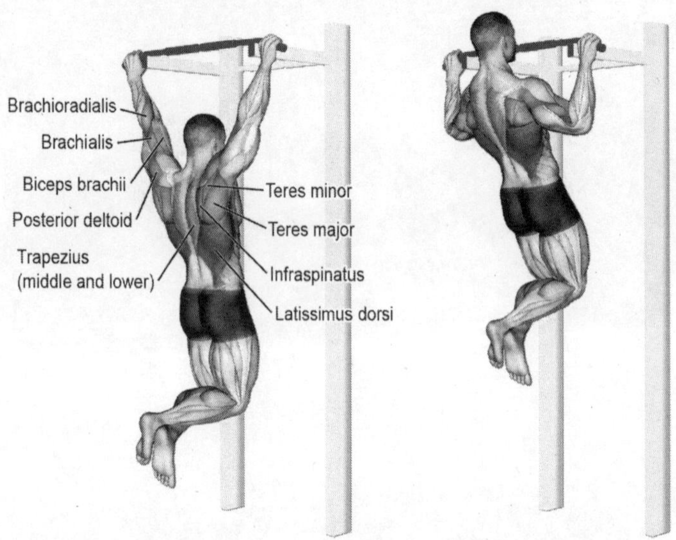

LAT PULL DOWN 4 SETS 12 REPS EACH

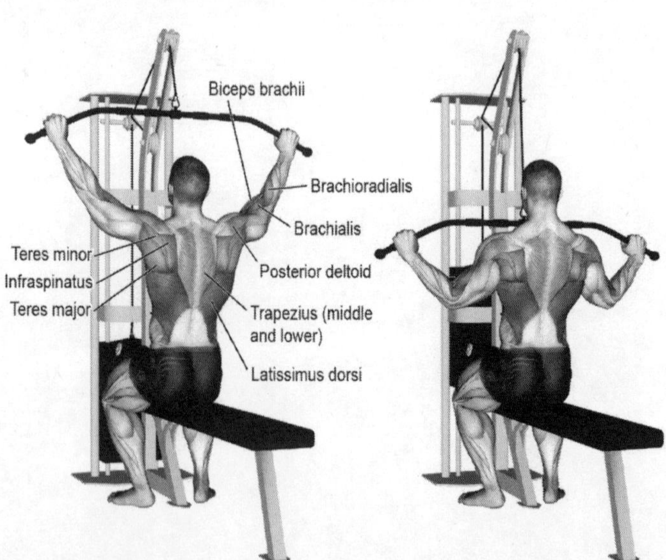

SINGLE ARM DUMBBELL ROW
4 SETS 12 REPS EACH

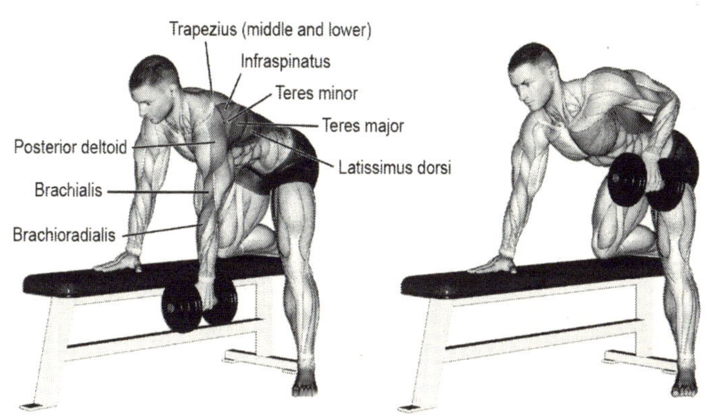

STANDING T BAR ROWS
4 SETS 12 REPS EACH

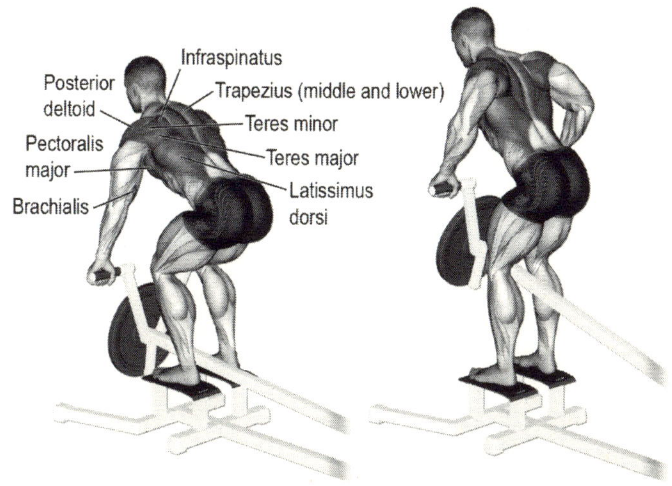

CARDIO
20 MINS INCLINE WALKING

Wednesday: Arms and abs

Warm up

10 minutes walking

50 push ups (break it to a set of 3)

MAIN WORKOUT ARMS

BARBELL CURLS
4 SETS 12 REPS EACH

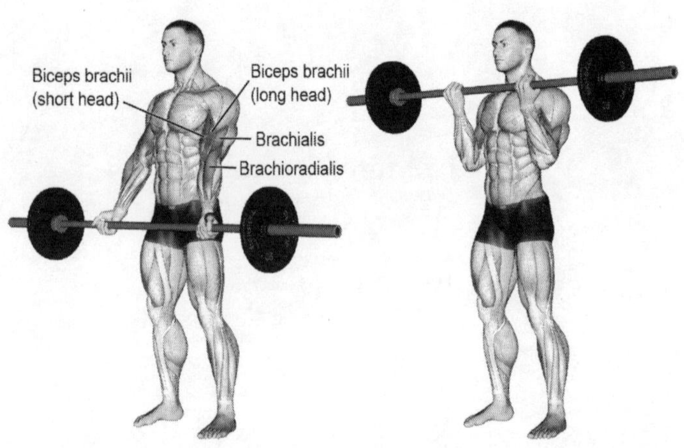

TRICEP PUSH DOWN
4 SETS 12 REPS EACH

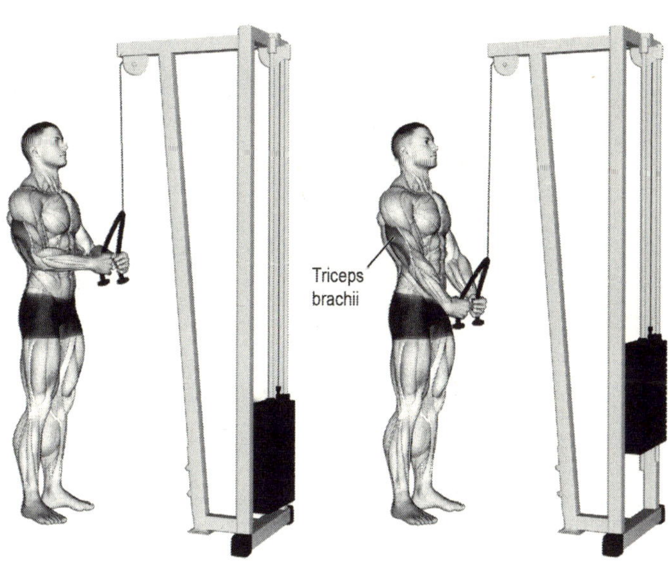

DUMBELL CURLS
4 SETS 12 REPS EACH

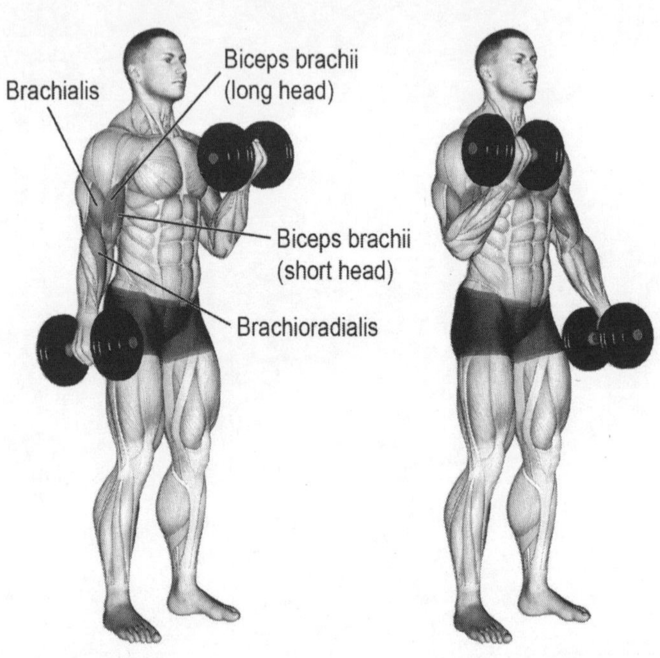

TRICEPS KICK BACKS
4 SETS 12 REPS EACH

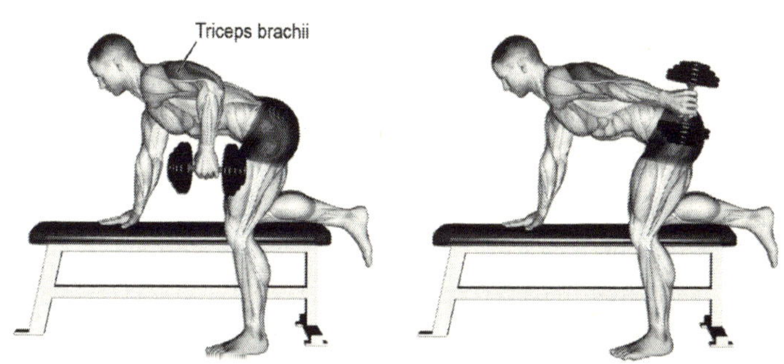

CONCENTRATION CURLS
4 SETS 12 REPS EACH

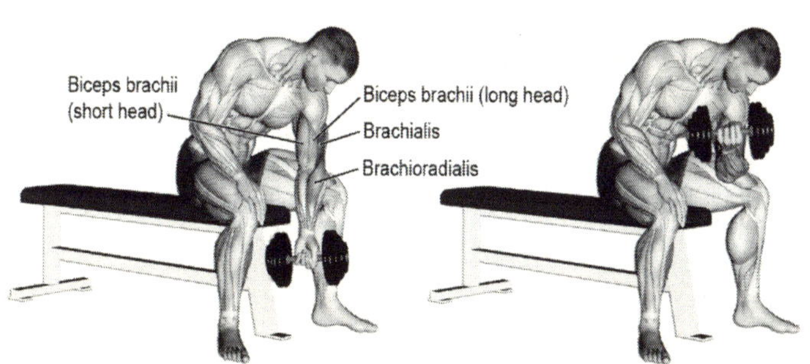

TRICEPS KICK BACKS
4 SETS 12 REPS EACH

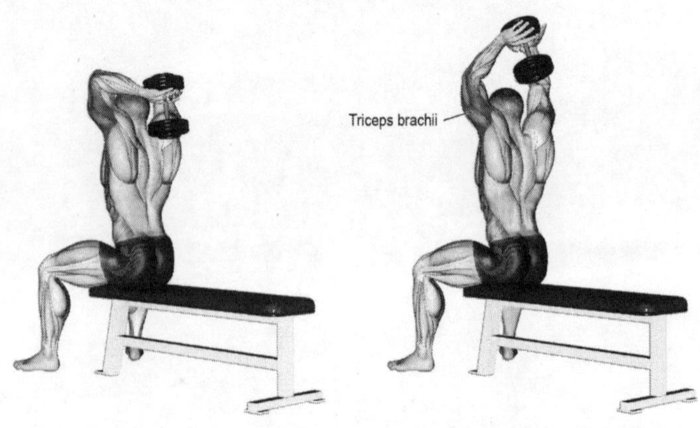

PREACHER CURLS
4 SETS 12 REPS EACH

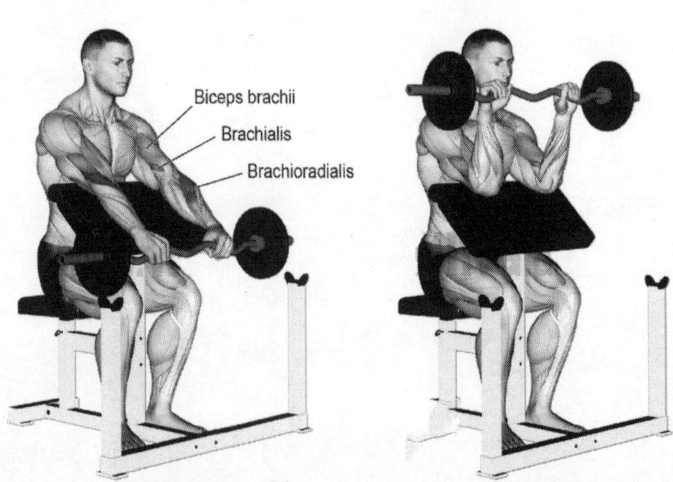

TRICEPS DIPS
4 SETS 12 REPS EACH

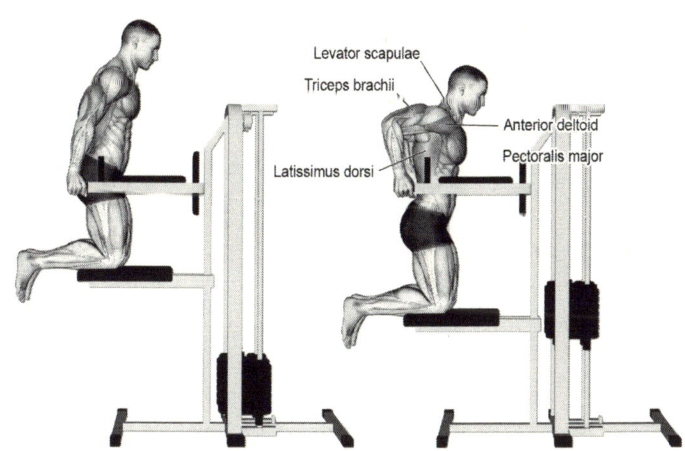

MAIN WORKOUT ABS

CRUNCHES 4 SETS 12 REPS EACH

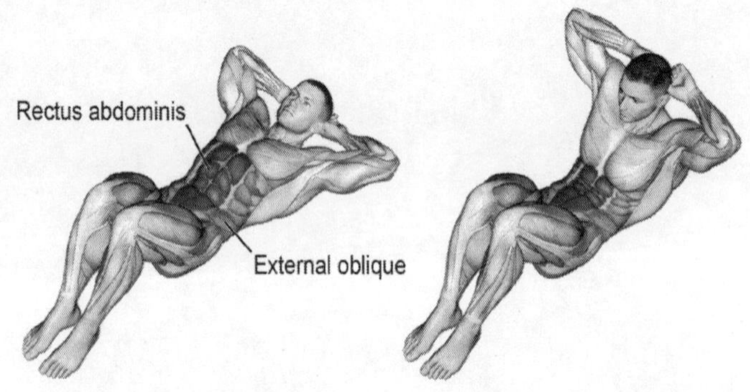

LEG RAISES 4 SETS 12 REPS EACH

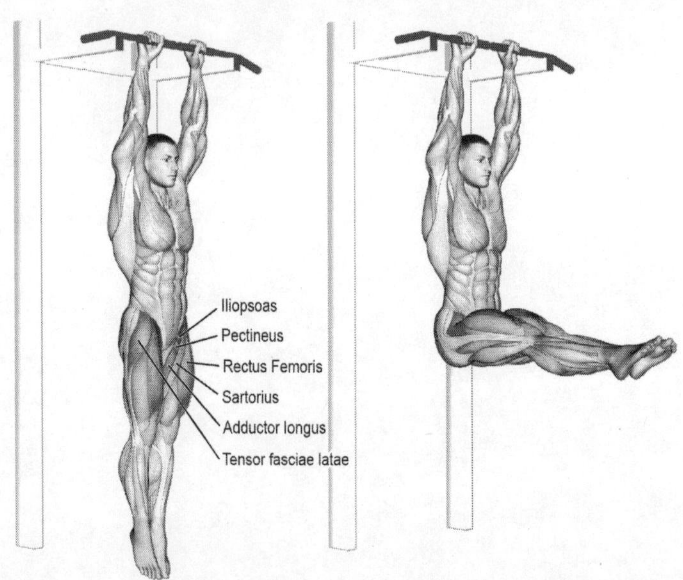

Thursday: Legs and shoulder

Warm up

10 minutes walking

50 push ups (break it to a set of 3)

50 free squats

MAIN WORKOUT LEGS

LEG EXTENSION 4 SETS, 12 REPS EACH

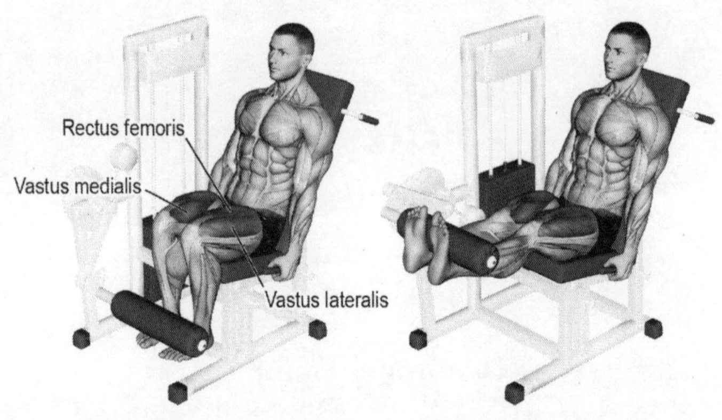

SQUATS 4 SETS, 12 REPS EACH

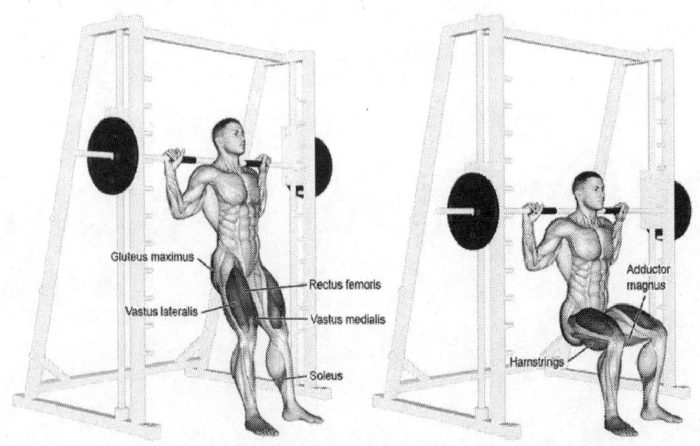

LEG CURL
4 SETS, 12 REPS EACH

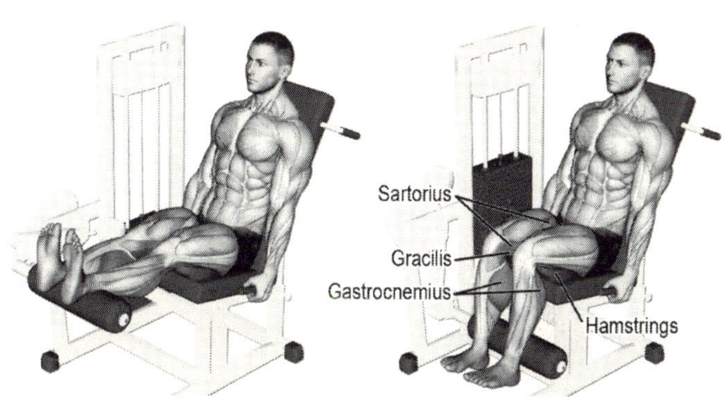

WALKING LUNGES
4 SETS, 12 REPS EACH

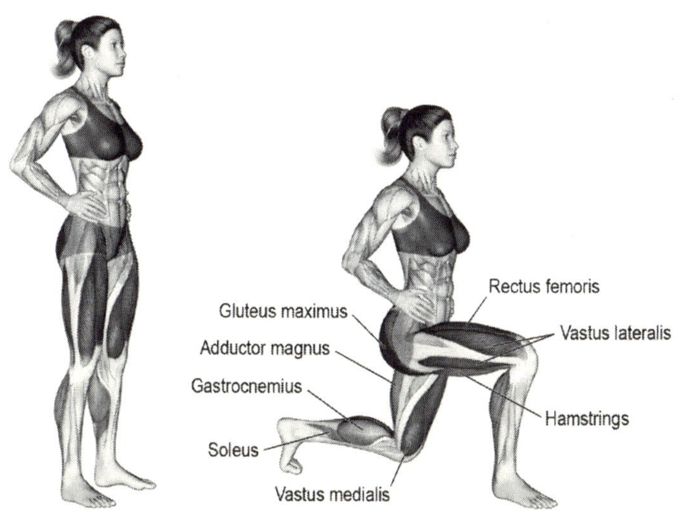

FREE SQUATS
6 SETS, 10 REPS EACH

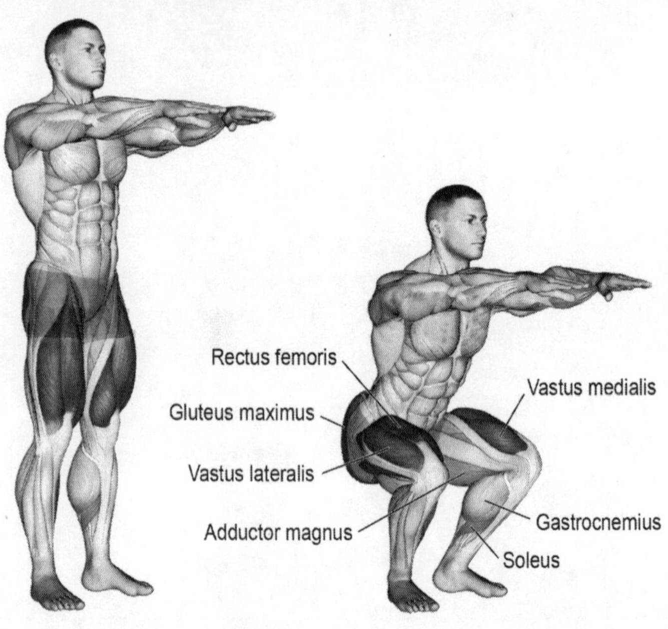

MAIN WORKOUT SHOULDERS

SHOULDER DUMBBELL PRESS
4 SETS, 12 REPS EACH

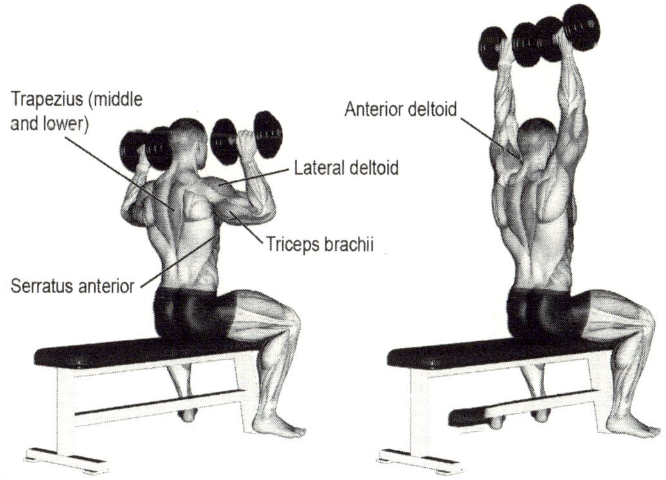

SIDE LATERALS
4 SETS, 12 REPS EACH

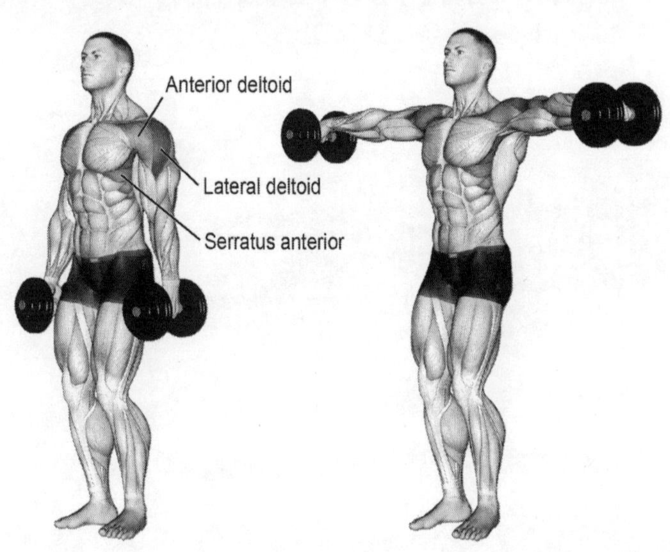

FRONT RAISES
4 SETS, 12 REPS EACH

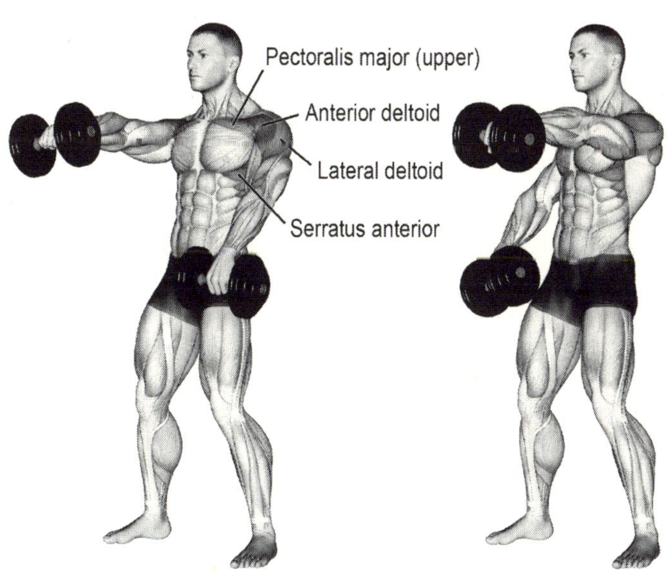

SHRUGS
4 SETS, 12 REPS EACH

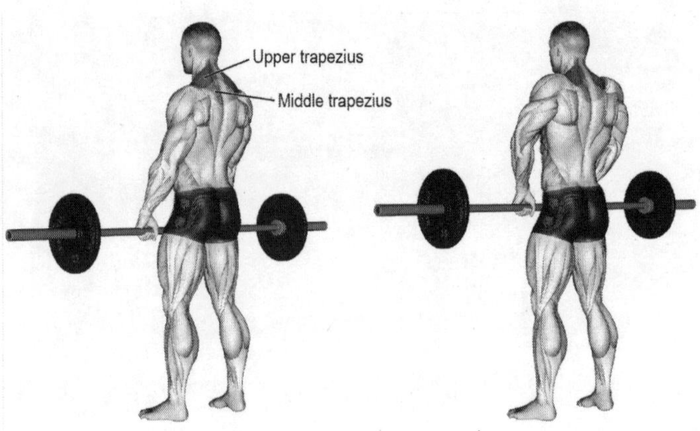

CARDIO

15 MINS WALKING

FRIDAY

REPEAT TUESDAY

SATURDAY

REPEAT WEDNESDAY

SUNDAY

REST

WEEK 5 AND 6

BRINGING IN VARIATION
PUSH AND PULL WORK OUTS

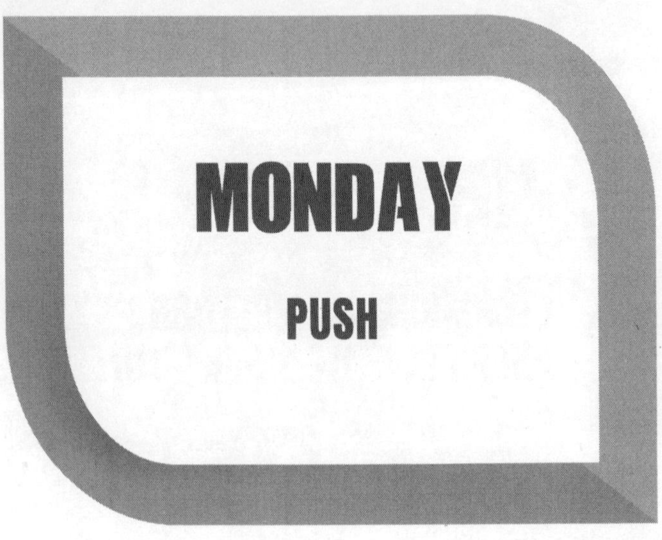
MONDAY
PUSH

WORKOUT

CHEST DUMBBELL PRESS
4 SETS, 12 REPS EACH

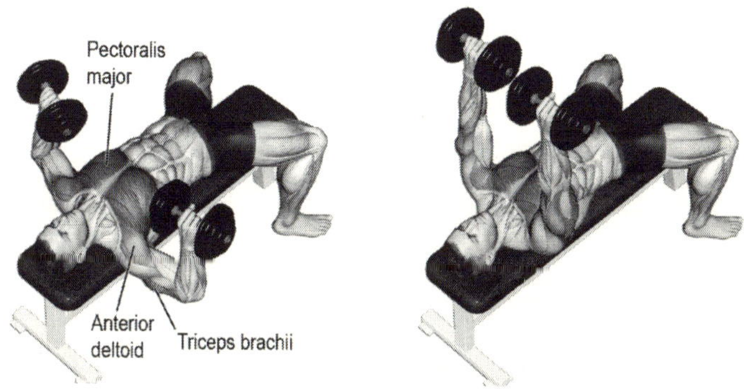

CHEST DUMBBELL FLY
4 SETS, 12 REPS EACH

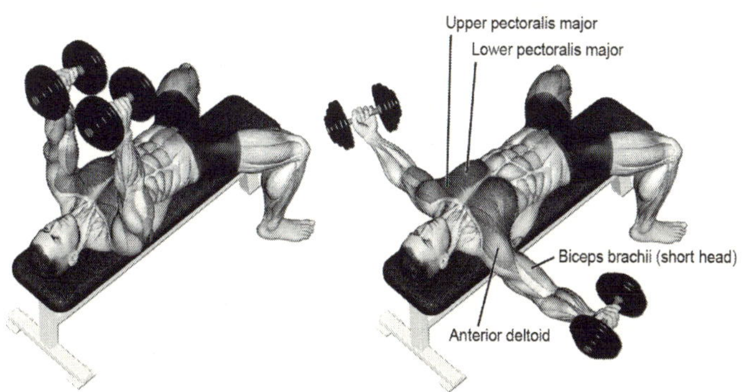

MILITARY BARBELL PRESS
4 SETS, 12 REPS EACH

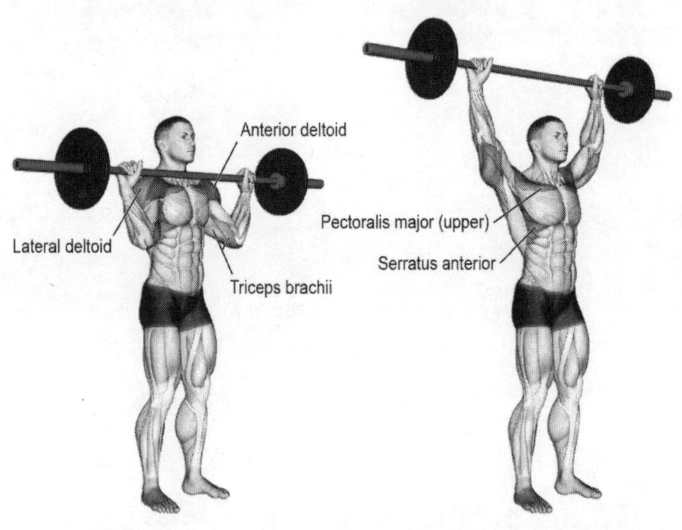

SIDE LATERAL DUMBBELL RAISE
4 SETS, 12 REPS EACH

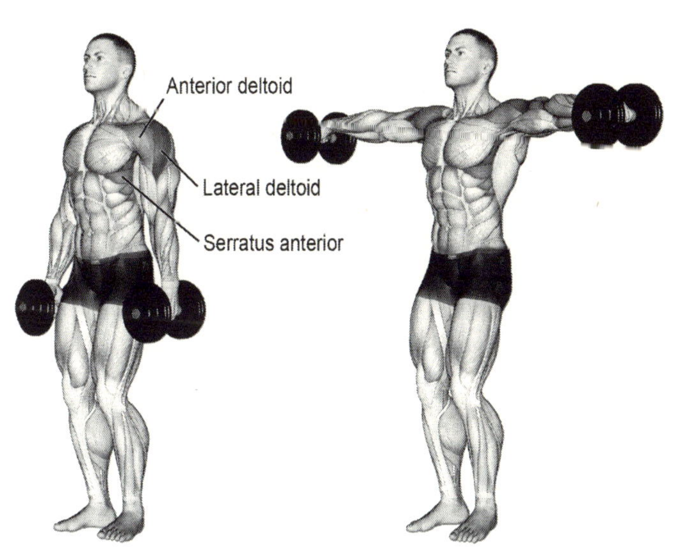

TRICEPS LYING EXTENSION
4 SETS, 12 REPS EACH

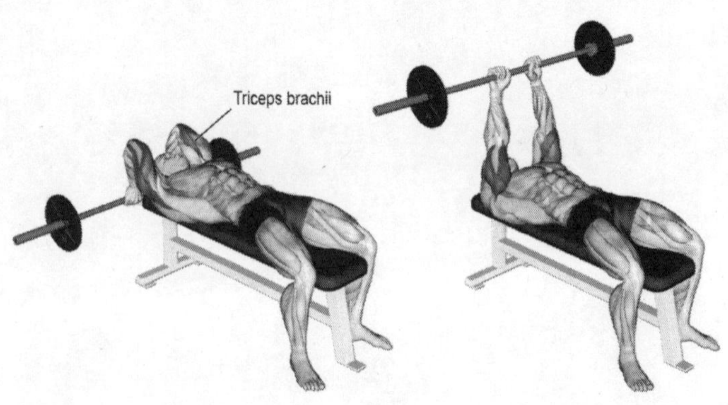

TRICEPS DUMBBELL EXTENSION
4 SETS, 12 REPS EACH

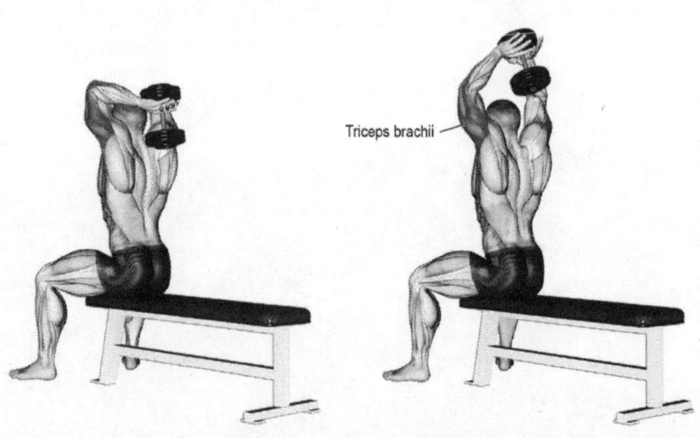

CARDIO
20 MINUTES

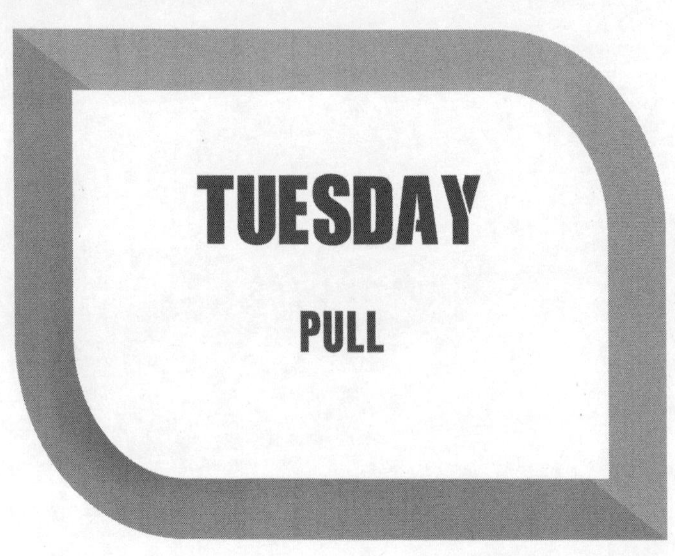
TUESDAY
PULL

WORKOUT

LAT PULL DOWN
4 SETS, 12 REPS EACH

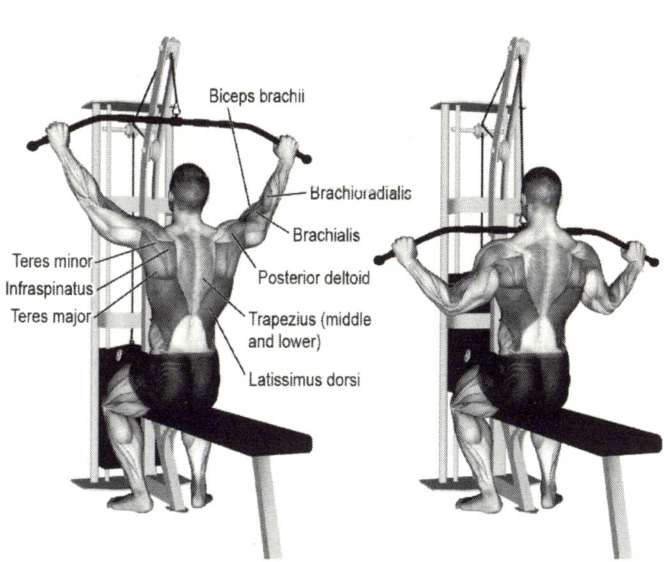

BARBELL BENT OVER ROW
4 SETS, 12 REPS EACH

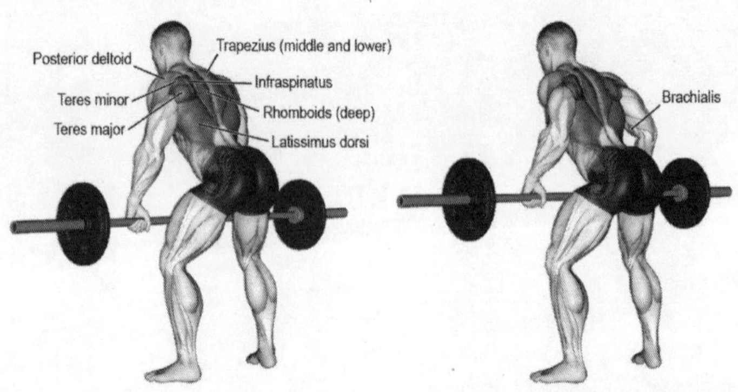

REAR DELT DUMBBELL RAISE
4 SETS, 12 REPS EACH

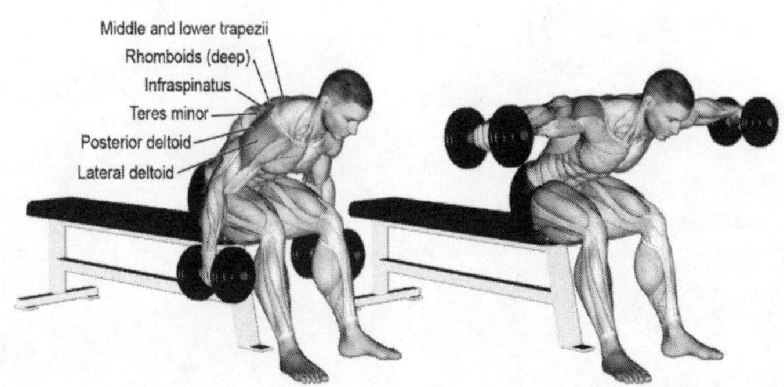

LAT PULL DOWN
4 SETS, 12 REPS EACH

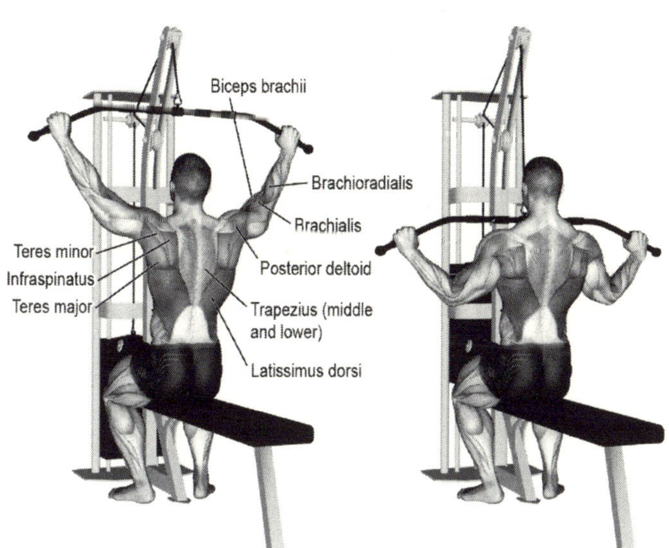

ROPE REAR DELT FACE PULL
4 SETS, 12 REPS EACH

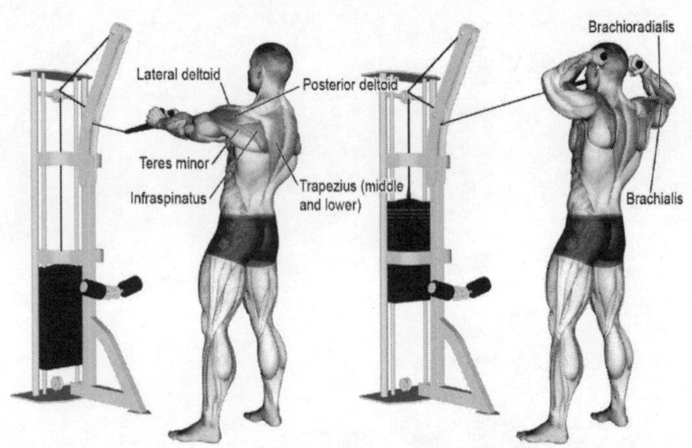

BARBELL BICEP CURL
4 SETS, 12 REPS EACH

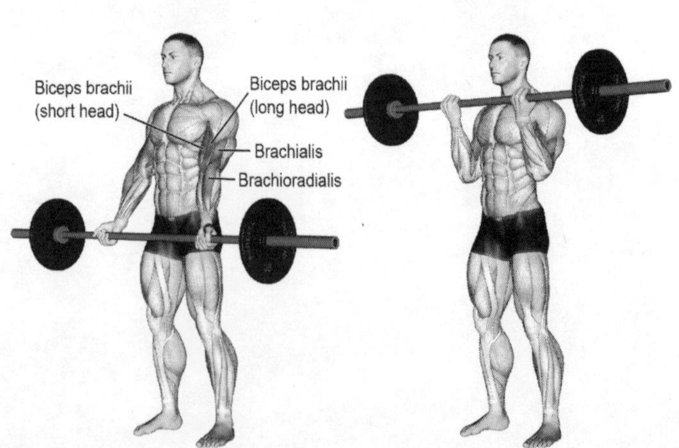

DUMBBELL BICEP CURLS
4 SETS, 12 REPS EACH

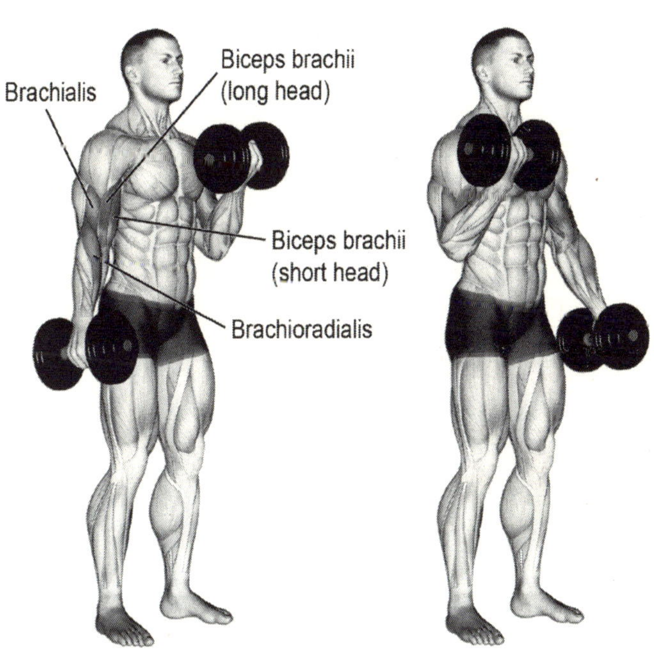

CARDIO
15 MINUTES

WEDNESDAY

LEGS

BARBELL SQUATS
4 SETS, 12 REPS EACH

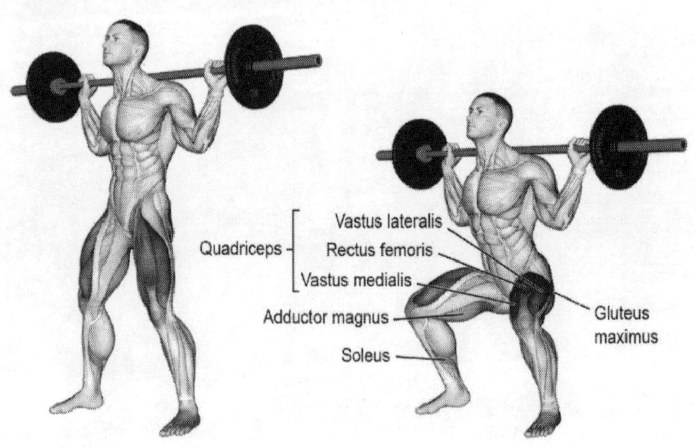

DUMBBELL STANDING LUNGE
4 SETS, 12 REPS EACH

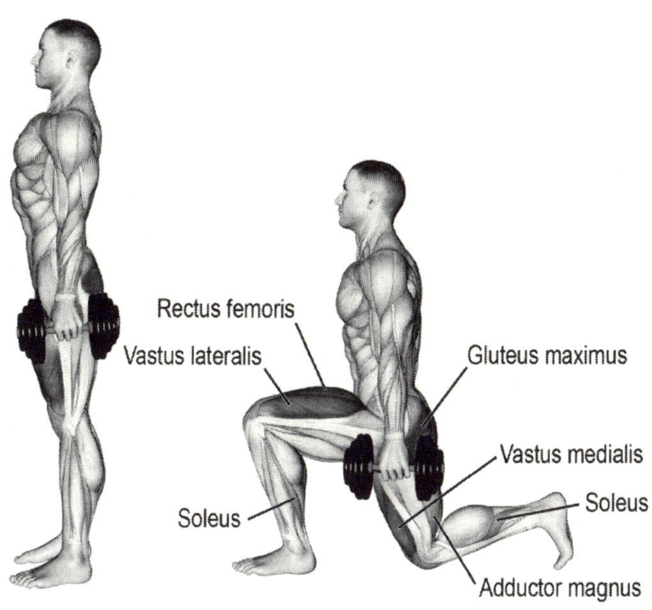

DUMBBELL STANDING LUNGE
4 SETS, 12 REPS EACH

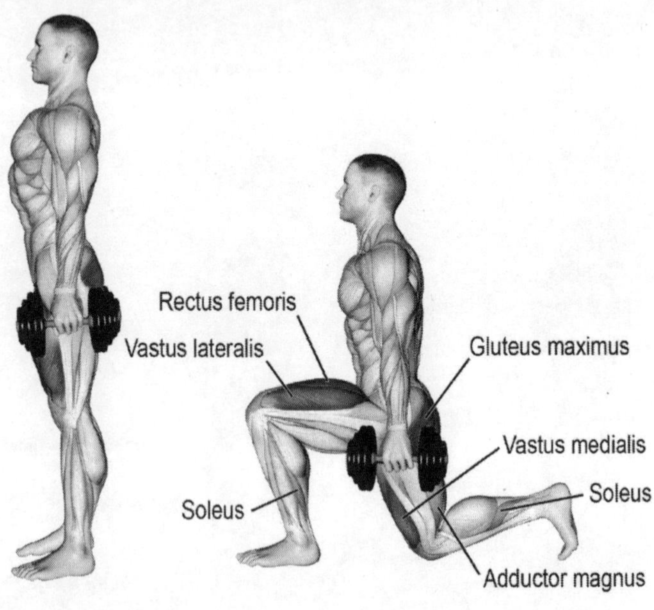

LEG PRESS
4 SETS, 12 REPS EACH

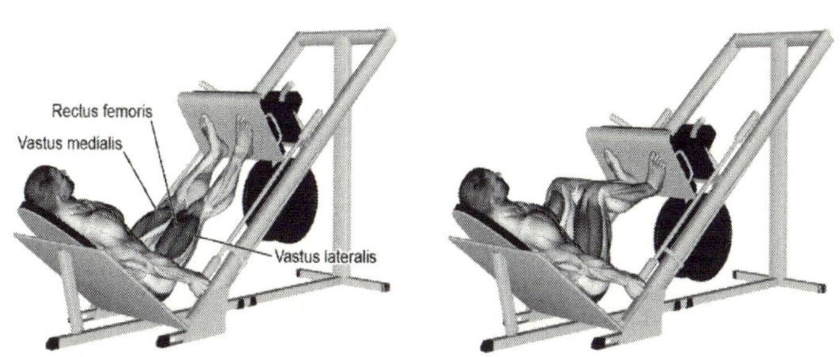

LEG EXTENSION
4 SETS, 12 REPS EACH

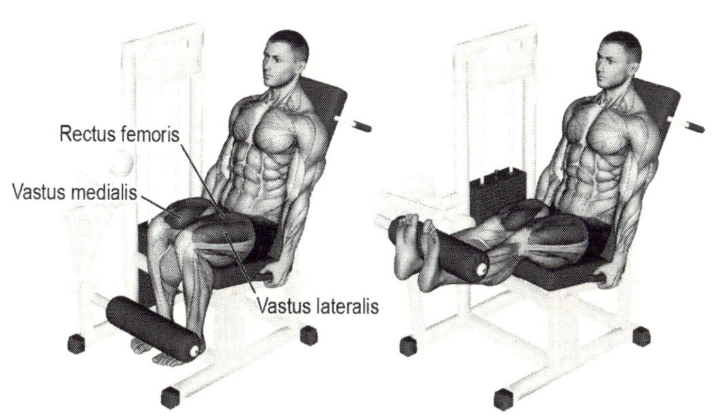

DEAD LIFT
4 SETS, 12 REPS EACH

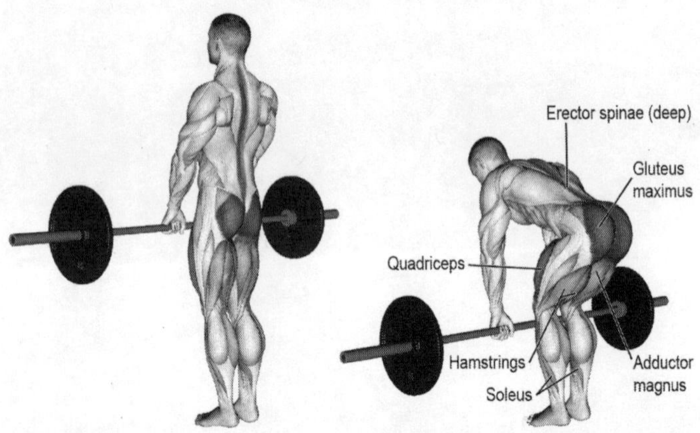

HAMSTRING CURL
4 SETS, 12 REPS EACH

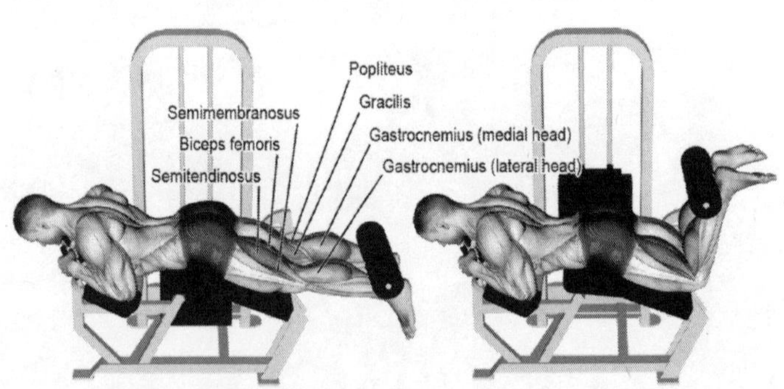

SEATED CALF RAISES
4 SETS, 12 REPS EACH

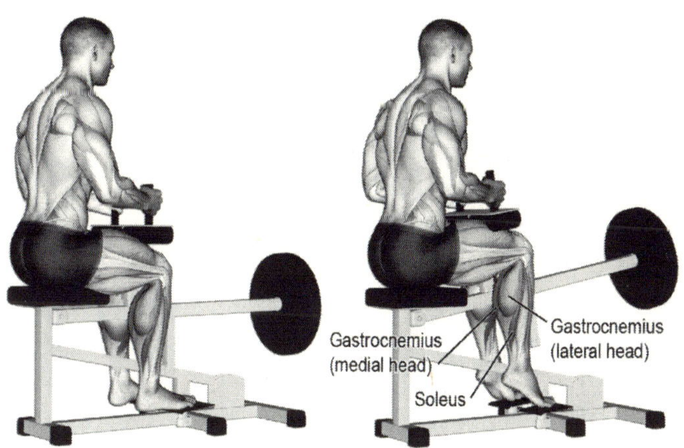

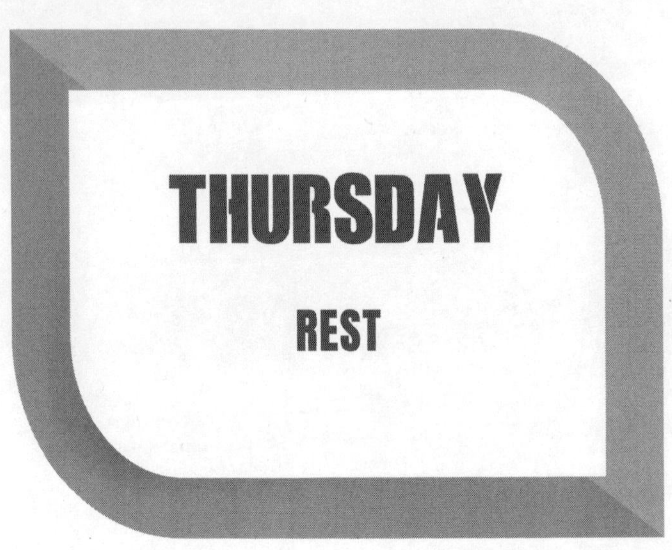
THURSDAY
REST

FRIDAY

REPEAT MONDAY

SATURDAY

REPEAT TUESDAY

SUNDAY

REPEAT WEDNESDAY

WEEK 7 WEEK 8

REPEAT STRENGTH TRAINING

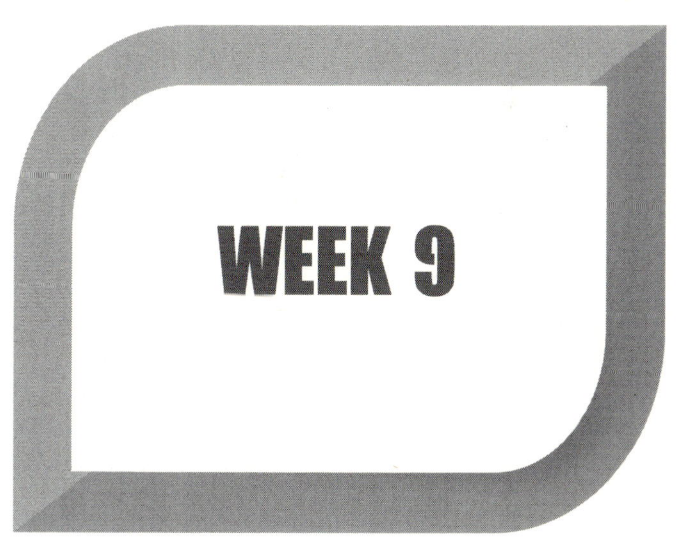
WEEK 9

Monday: Legs

Warm up

10 minutes walking

50 push ups (break it to a set of 3)

50 free squats

MAIN WORKOUT

LEG EXTENSION
4 SETS, 12 REPS EACH

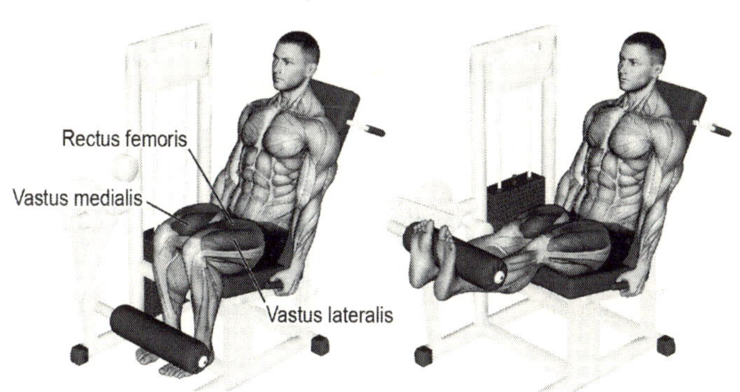

SQUATS
4 SETS, 12 REPS EACH

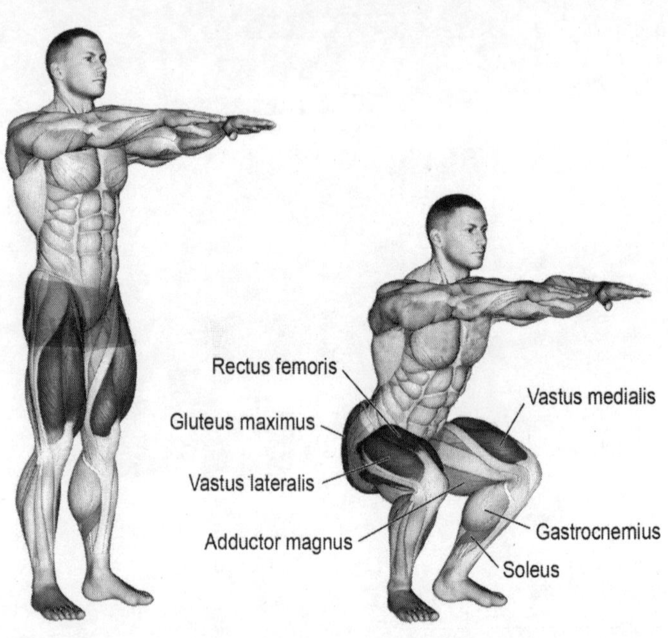

LEG CURL 4 SETS, 12 REPS EACH

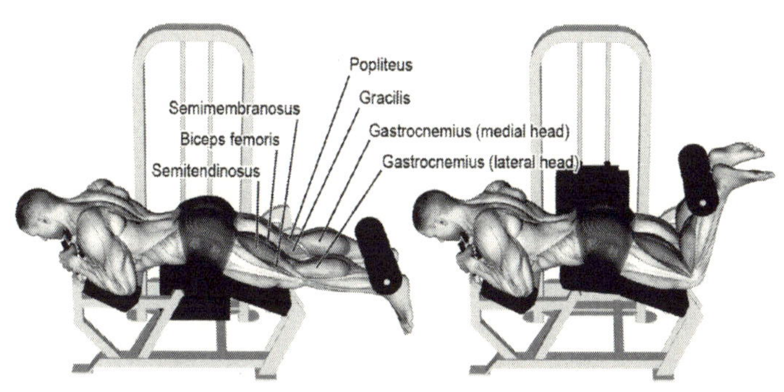

WALKING LUNGES 4 SETS, 12 REPS EACH

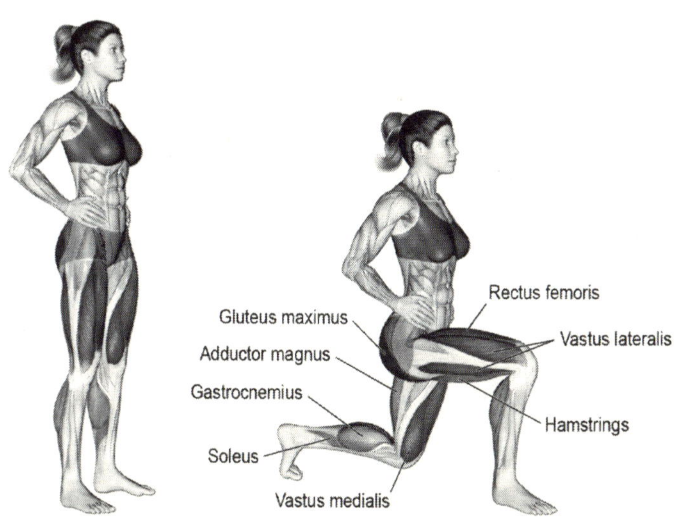

JUMP SQUATS
6 SETS, 10 REPS EACH

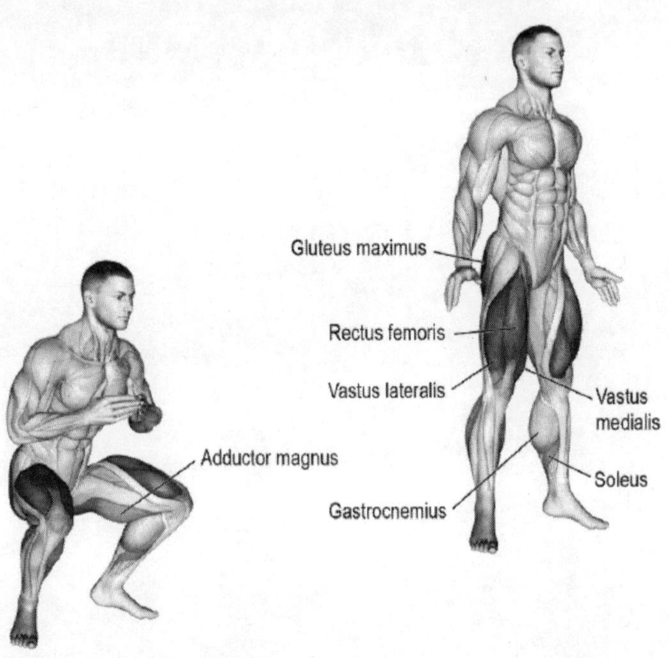

CARDIO

20 MINUTES INCLINE WALK ON TREADMILL

Tuesday: Chest and back

Warm up

10 minutes walking

50 push ups (break it to a set of 3)

MAIN WORK OUT CHEST

FLAT BENCH PRESS 4 SETS 12 REPS EACH

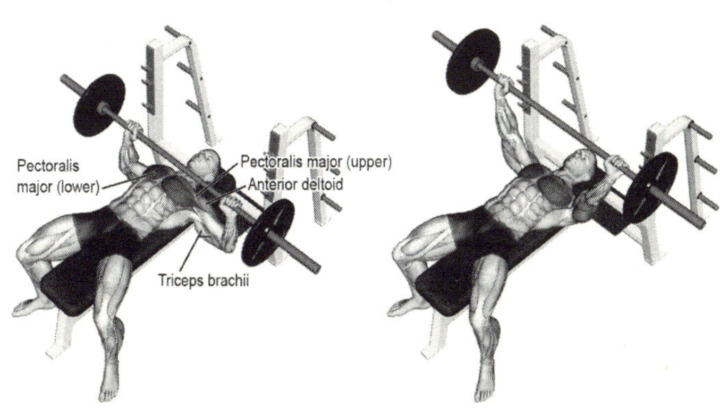

INCLINE DUMBBELL PRESS
4 SETS 12 REPS EACH

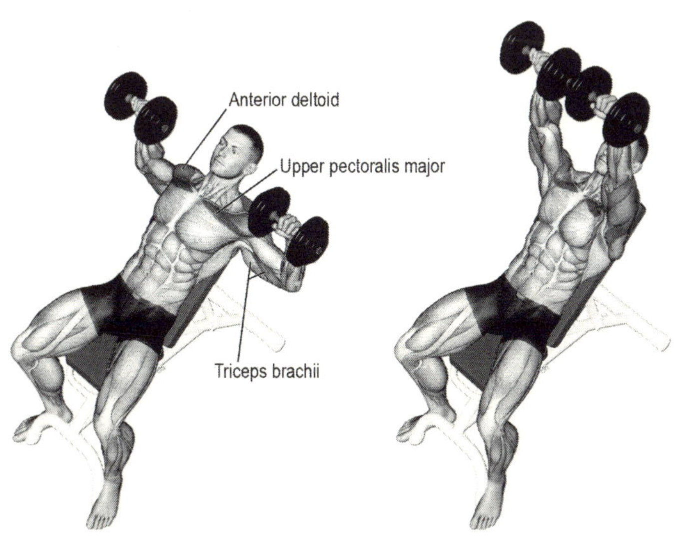

FLAT FLY 4 SETS 12 REPS EACH

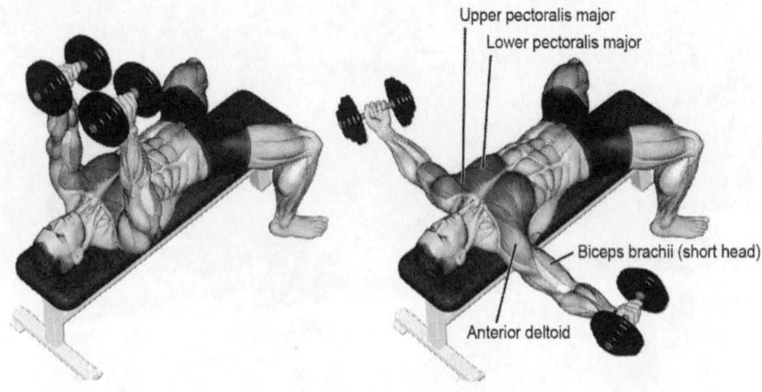

PEC DEC FLY 4 SETS 12 REPS EACH

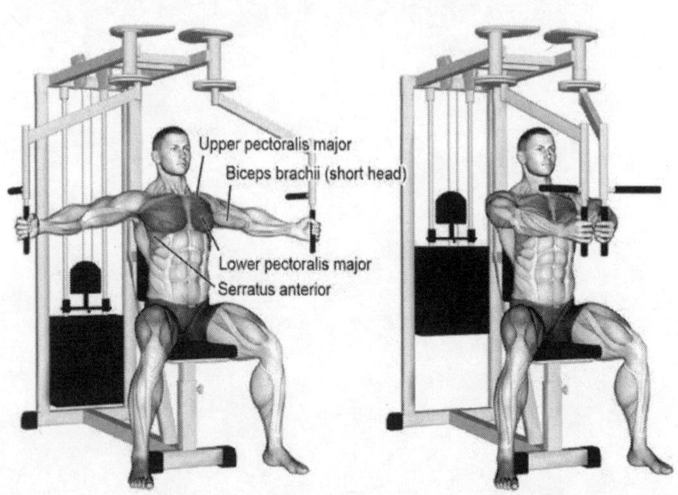

PULL UPS
4 SETS 12 REPS EACH

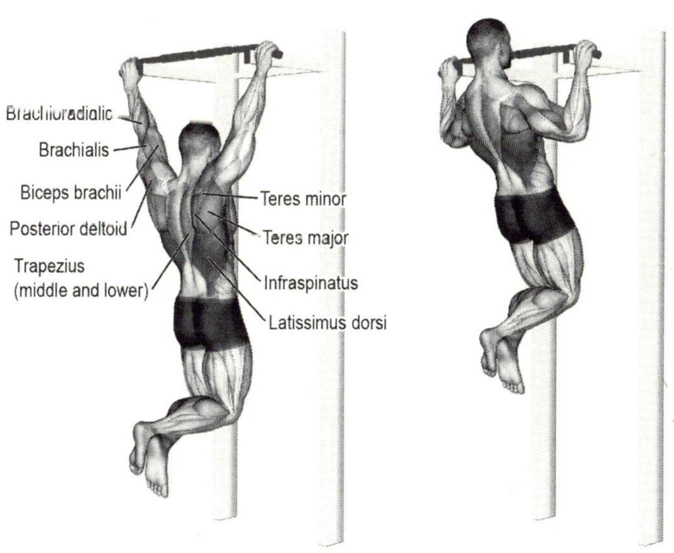

LAT PULL DOWN
4 SETS 12 REPS EACH

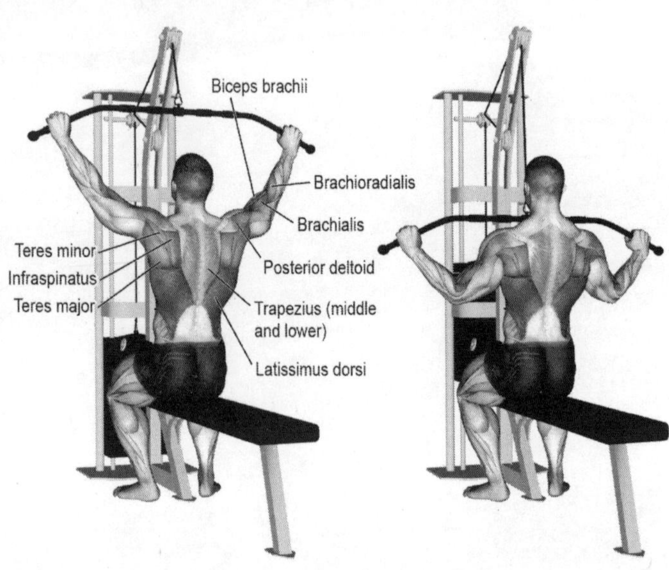

SINGLE ARM DUMBBELL ROW
4 SETS 12 REPS EACH

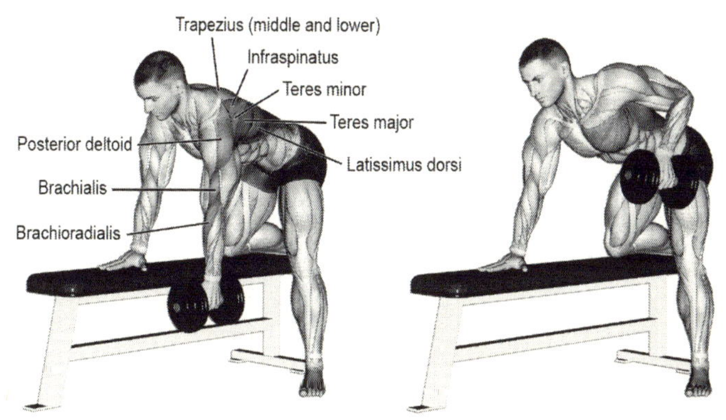

STANDING T BAR ROWS
4 SETS 12 REPS EACH

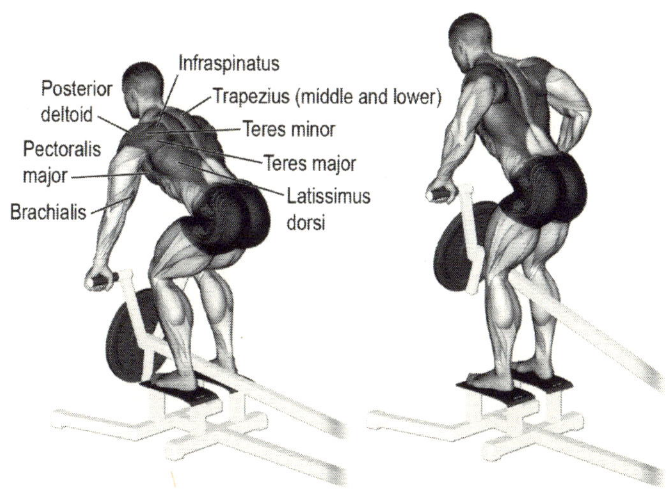

CARDIO
20 MINS INCLINE WALKING

Wednesday: Arms and abs

Warm up

10 minutes walking

50 push ups (break it to a set of 3)

MAIN WORKOUT ARMS

BARBELL CURLS
4 SETS 12 REPS EACH

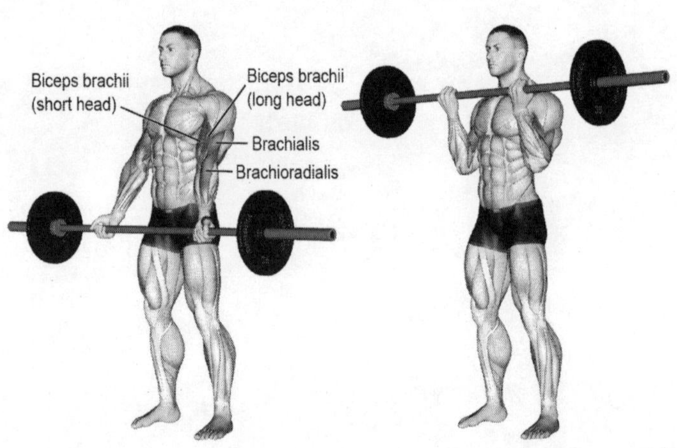

TRICEP PUSH DOWN
4 SETS 12 REPS EACH

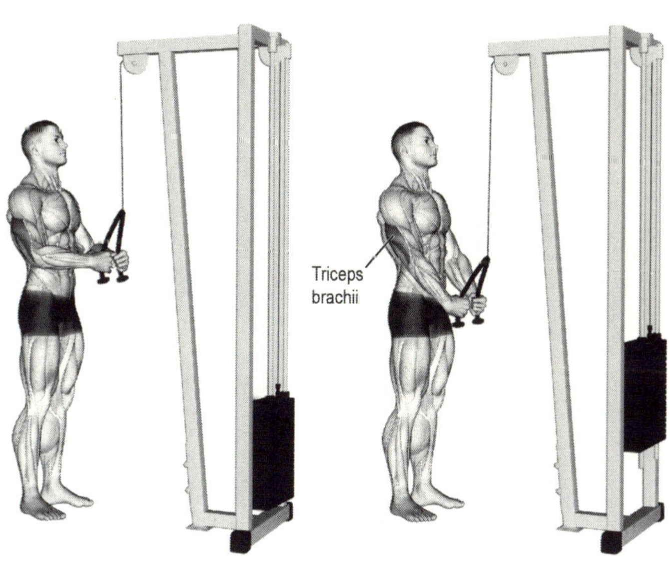

DUMBBELL CURLS
4 SETS 12 REPS EACH

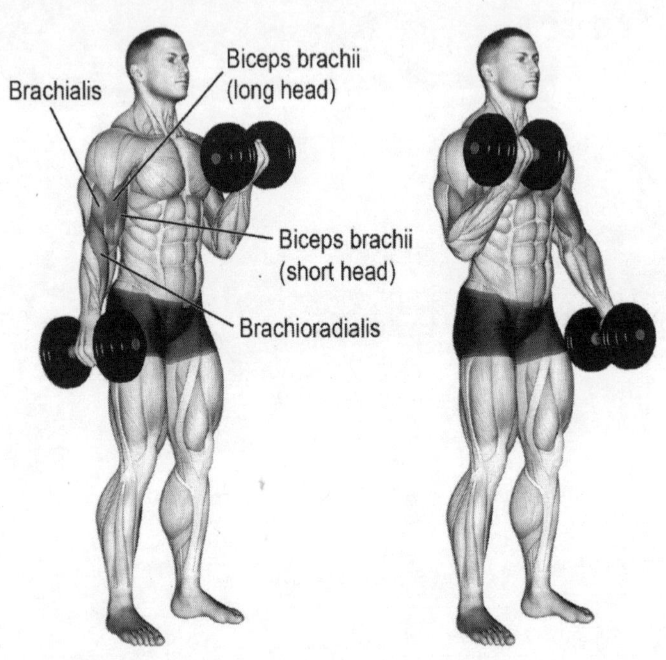

TRICEPS KICK BACKS
4 SETS 12 REPS EACH

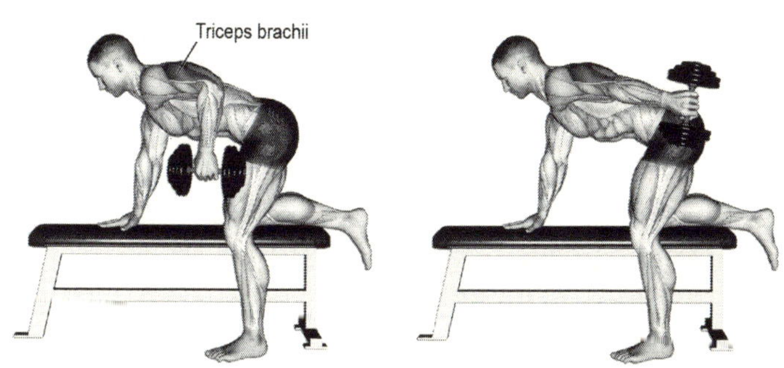

CONCENTRATION CURLS
4 SETS 12 REPS EACH

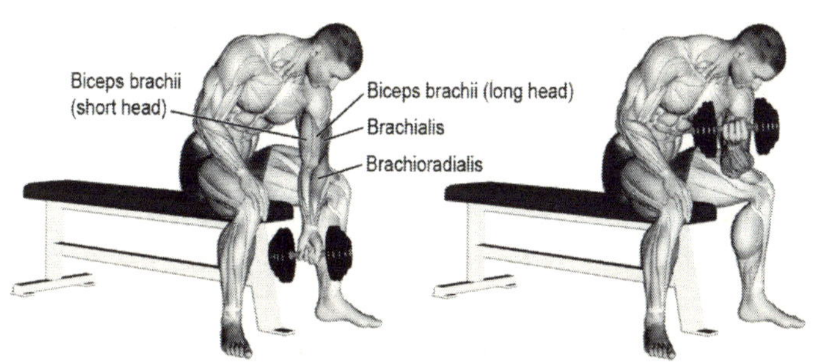

TRICEPS EXTENSION
4 SETS 12 REPS EACH

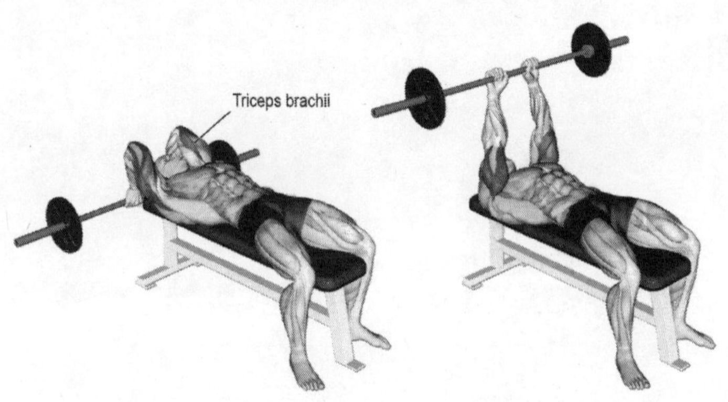

PREACHER CURLS
4 SETS 12 REPS EACH

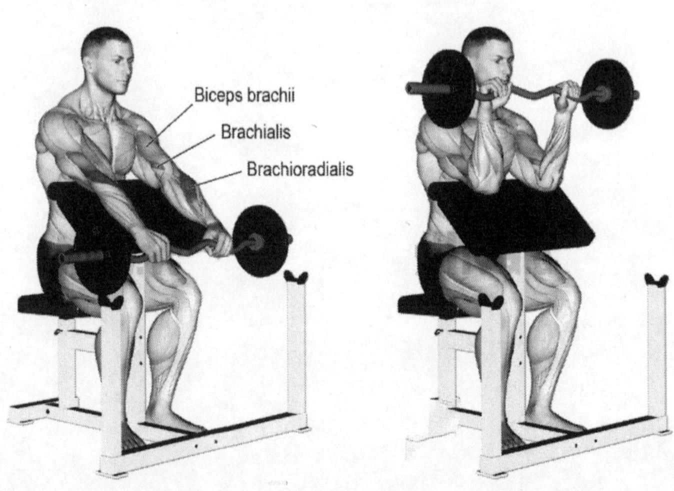

TRICEPS DIPS
4 SETS 12 REPS EACH

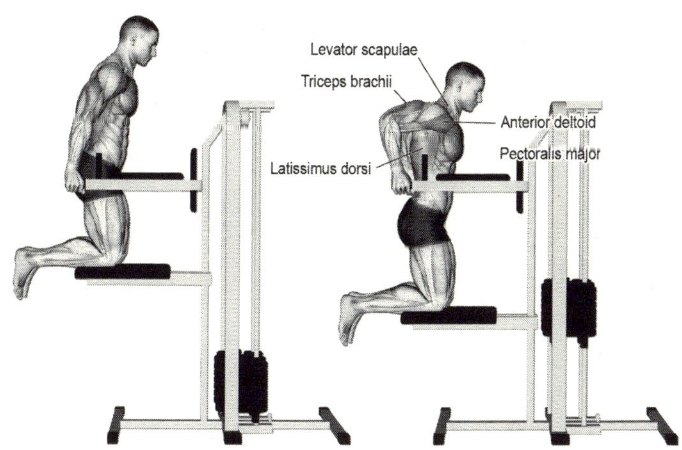

MAIN WORKOUT ABS

CRUNCHES
4 SETS 12 REPS EACH

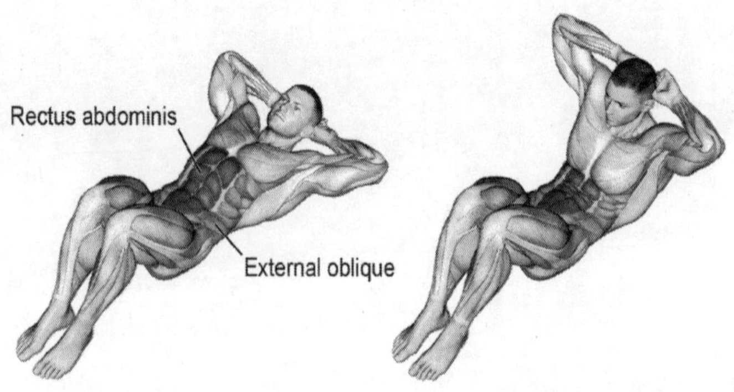

LEG RAISES
4 SETS 12 REPS EACH

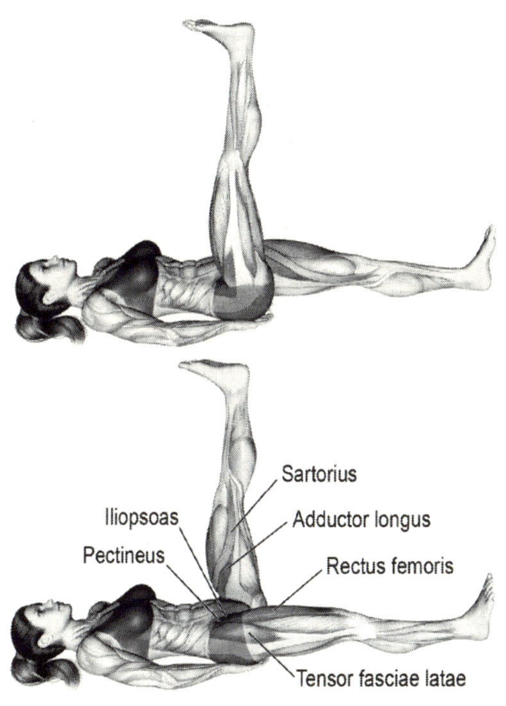

Thursday: Legs and shoulder

Warm up

10 minutes walking

50 push ups (break it to a set of 3)

50 free squats

LEGS WORKOUT

LEG EXTENSION
4 SETS, 12 REPS EACH

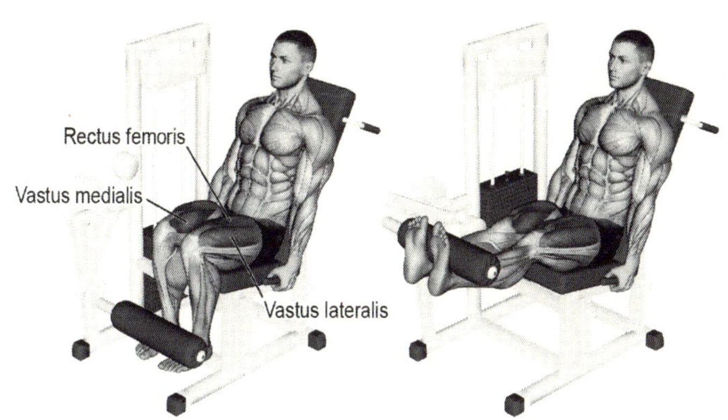

SQUATS
4 SETS, 12 REPS EACH

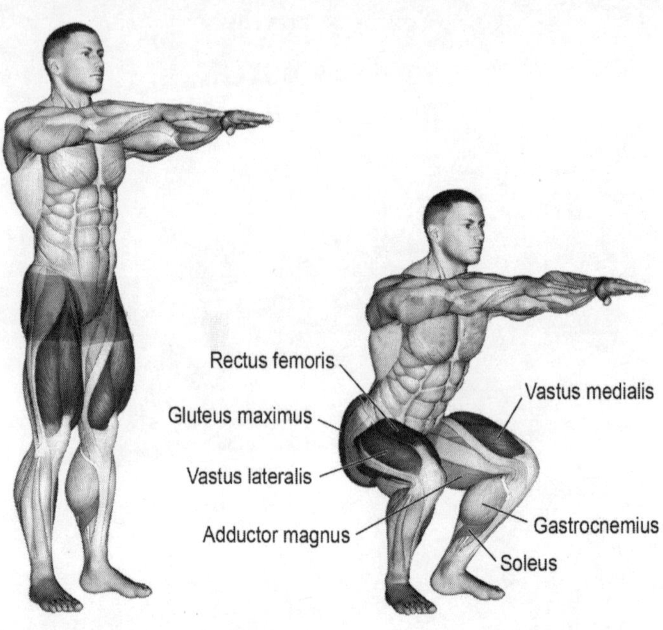

LEG CURL
4 SETS, 12 REPS EACH

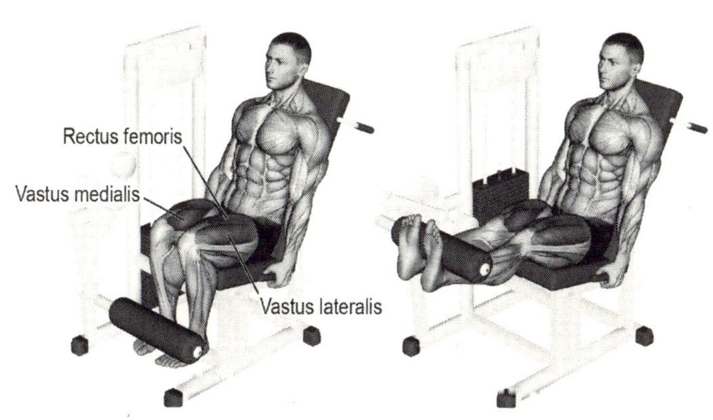

WALKING LUNGES
4 SETS, 12 REPS EACH

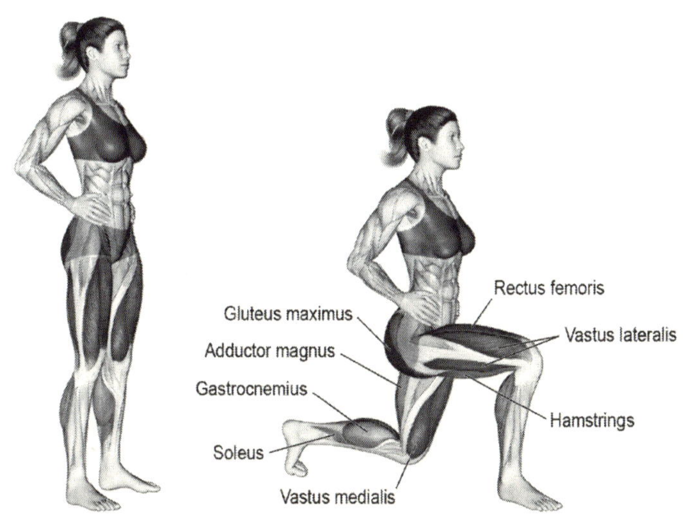

FREE SQUATS
6 SETS, 10 REPS EACH

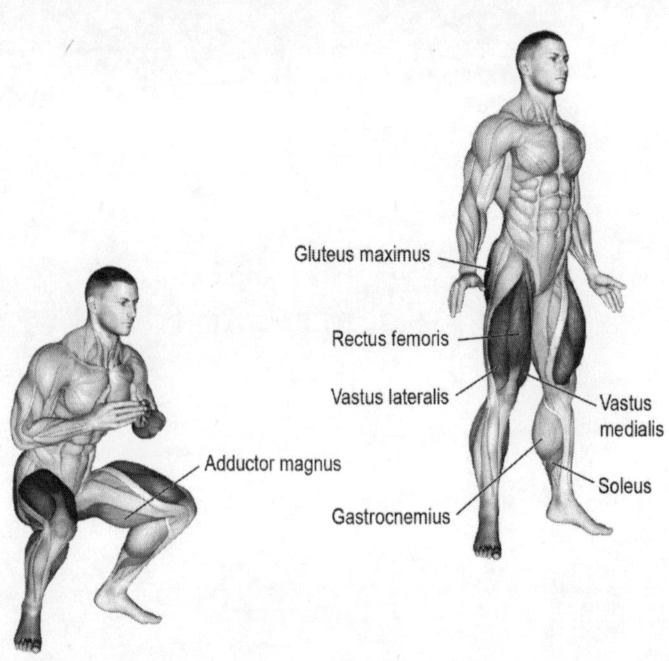

WORKOUT SHOULDERS

SHOULDER DUMBBELL PRESS
4 SETS, 12 REPS EACH

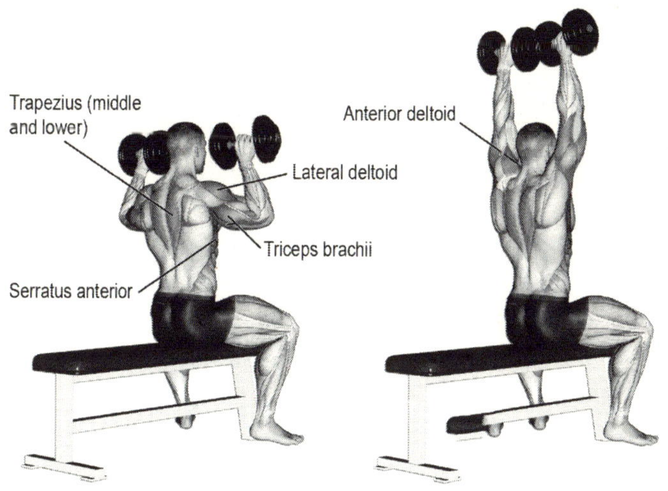

SIDE LATERALS
4 SETS, 12 REPS EACH

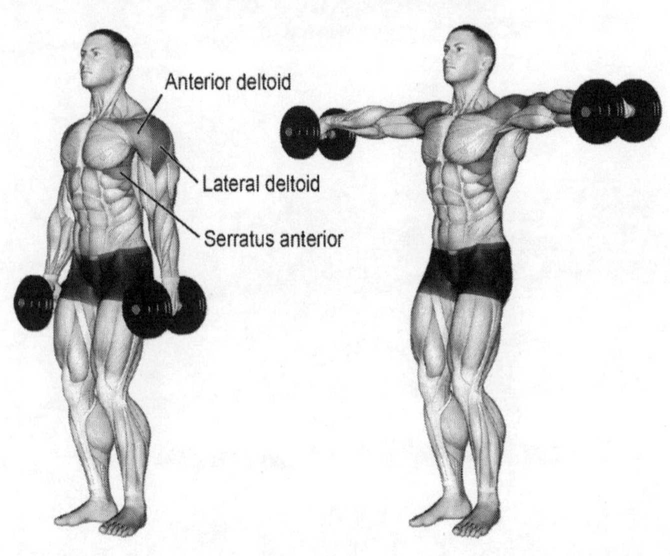

FRONT RAISES
4 SETS, 12 REPS EACH

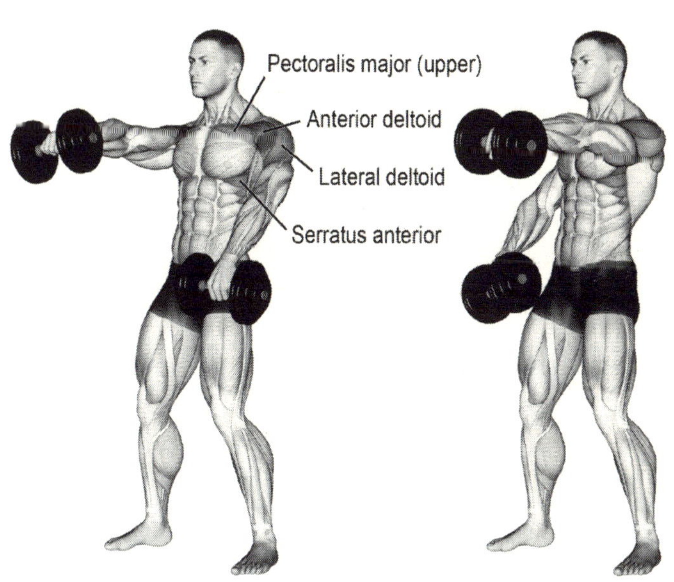

SHRUGS
4 SETS, 12 REPS EACH

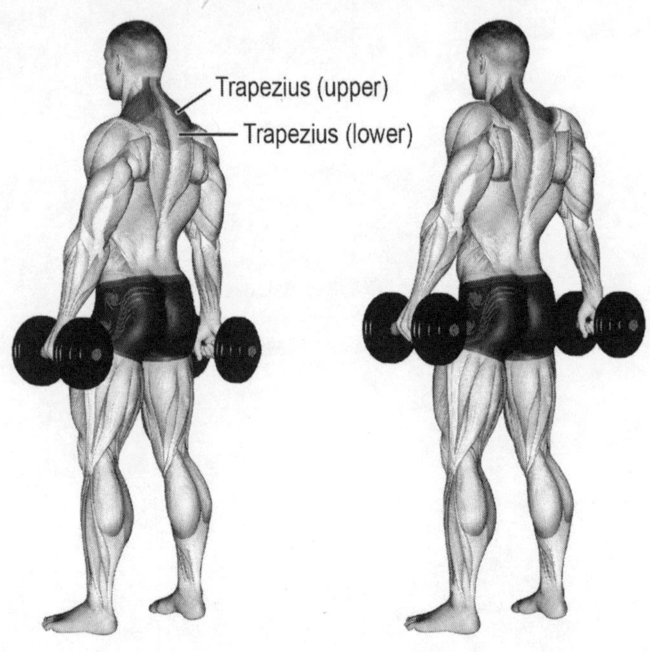

CARDIO

15 MINS WALKING

FRIDAY

REPEAT TUESDAY

SATURDAY

REPEAT WEDNESDAY

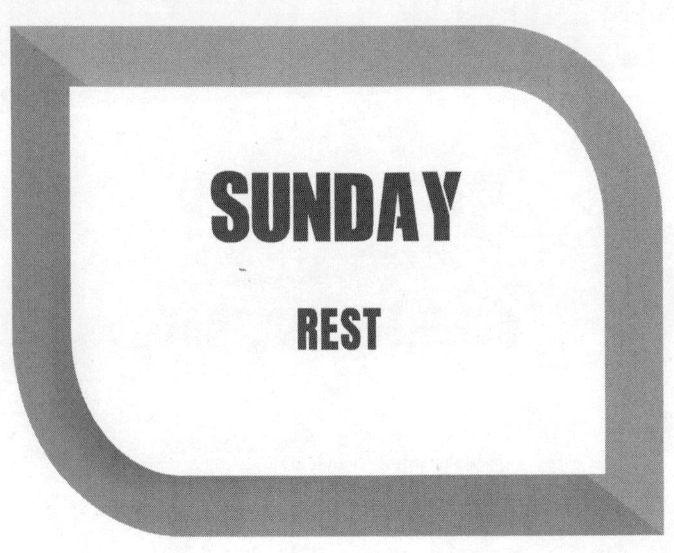
SUNDAY
REST

WEEK 10

BODY WEIGHT TRAINING

Super set, with 25-second rest in between each exercise.

6 exercises makes one set, total we do 6 sets total 36 sets per work out.

Monday, Wednesday and Friday- three days work out

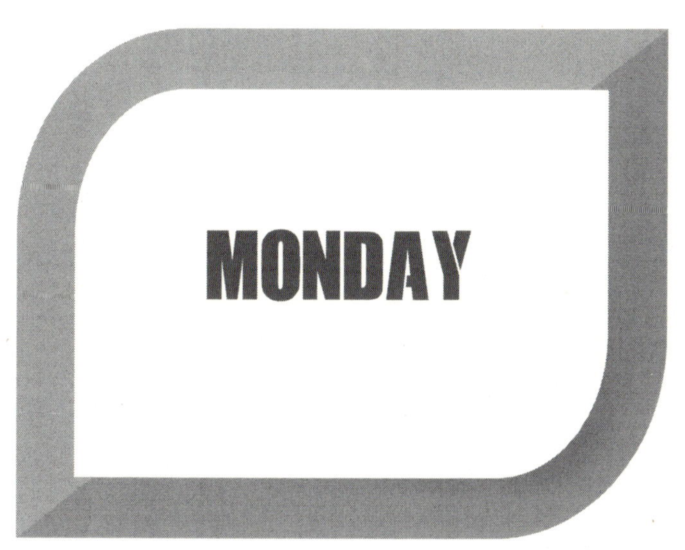
MONDAY

EXERCISE 1
PUSH UPS – 25 REPS

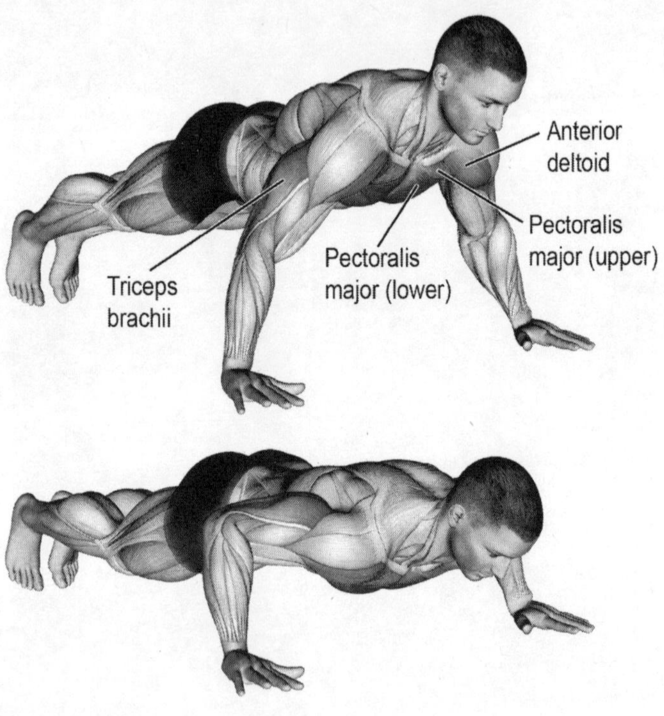

EXERCISE 2
FREE SQUATS - 25 REPS

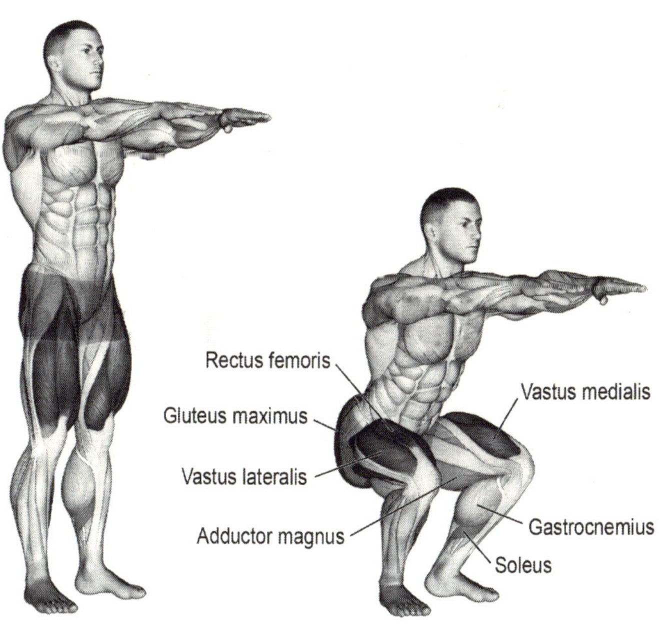

EXERCISE 3
JUMPING JACKS- 25 REPS

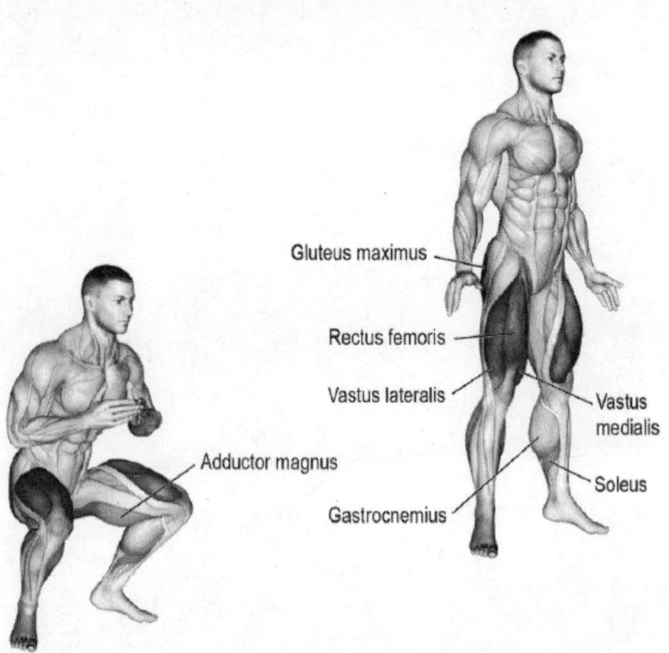

EXERCISE 4
LUNGES- 25 REPS

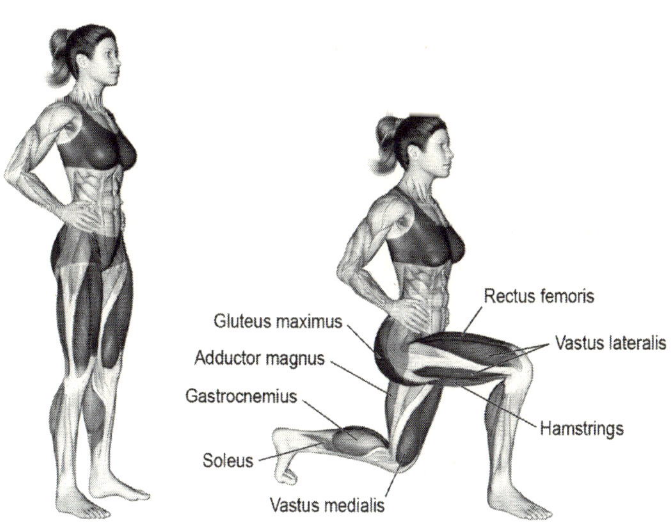

EXERCISE 5
PLANK – TWO MINUTE HOLD

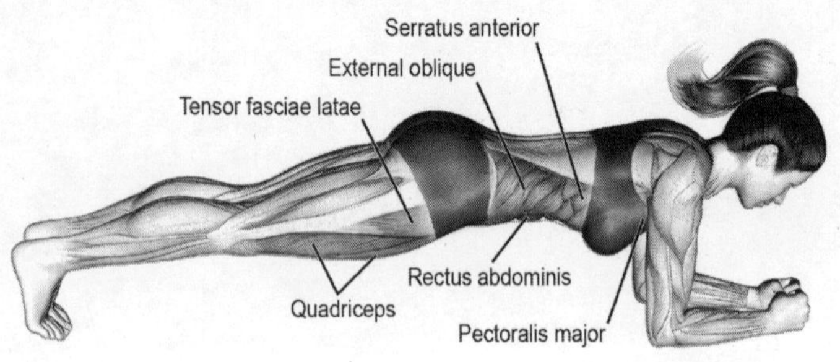

EXERCISE 6
PULL UPS – 20 REPS

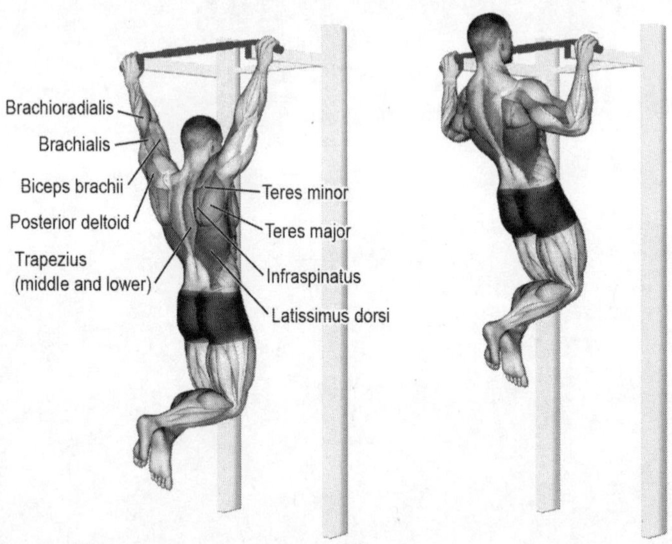

WEEK 11 AND 12

Monday

Target area: Legs

Warm up

10 minutes walking

50 push ups (break it to a set of 3)

50 free squats

MAIN WORKOUT

LEG EXTENSION
4 SETS, 12 REPS EACH

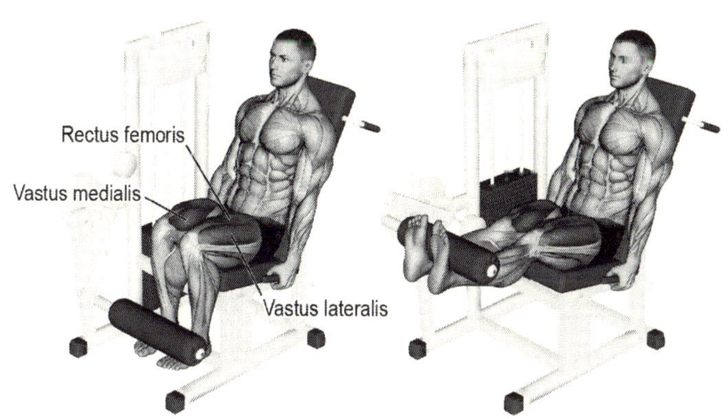

SQUATS
4 SETS, 12 REPS EACH

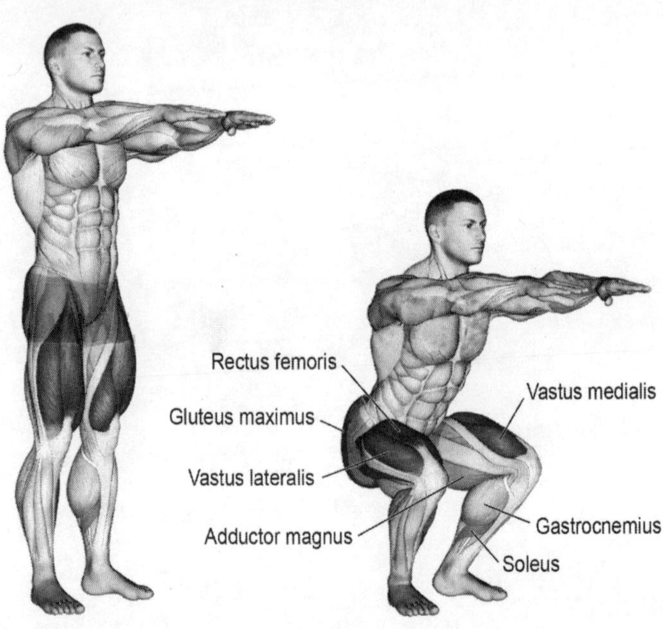

LEG CURL
4 SETS, 12 REPS EACH

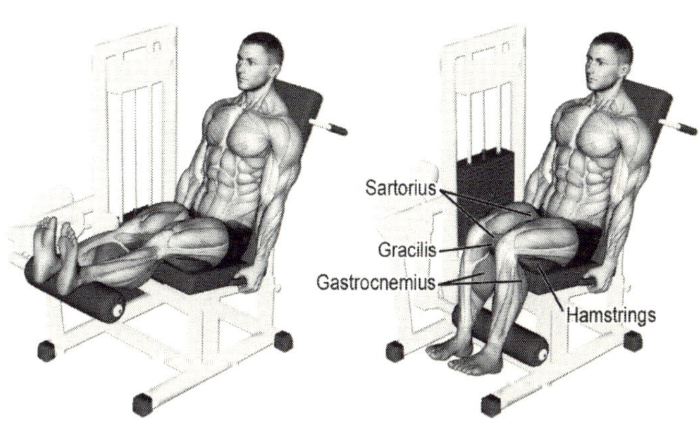

WALKING LUNGES
4 SETS, 12 REPS EACH

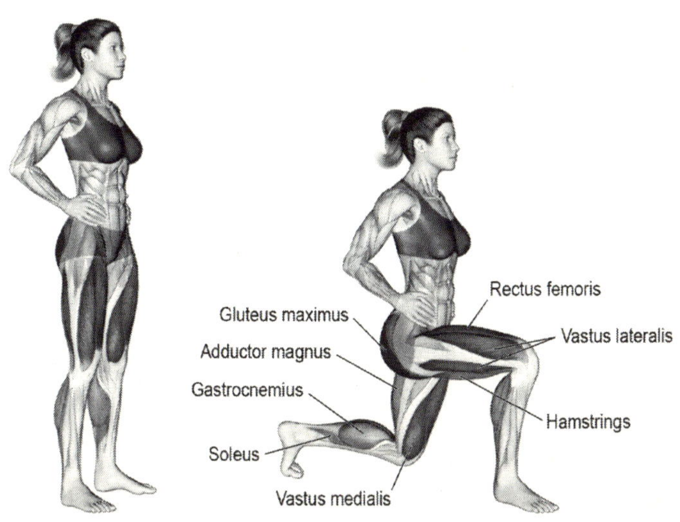

BARBELL SQUATS
6 SETS, 10 REPS EACH

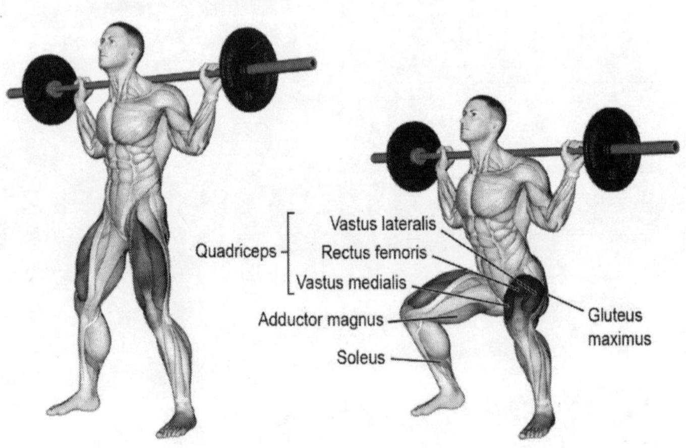

CARDIO

20 MINUTES INCLINE WALK ON TREADMILL

Tuesday

Target area: Chest and back

Warm up

10 minutes walking

50 push ups (break it to a set of 3)

WORKOUT CHEST

FLAT BENCH PRESS
4 SETS 12 REPS EACH

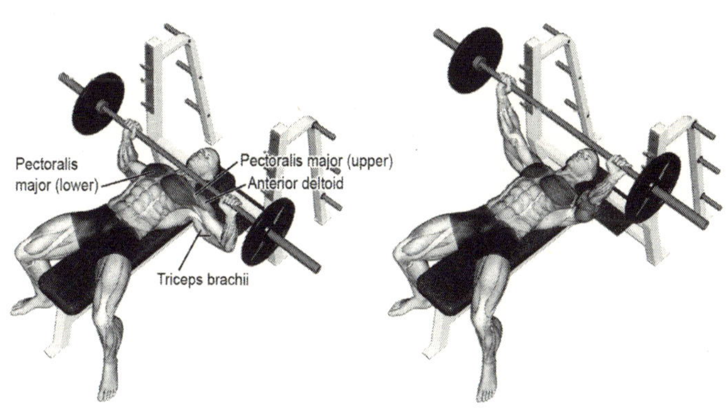

INCLINE DUMBBELL PRESS
4 SETS 12 REPS EACH

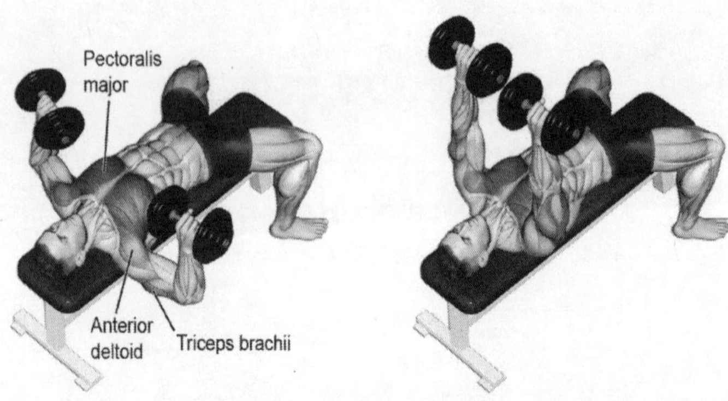

FLAT FLY
4 SETS 12 REPS EACH

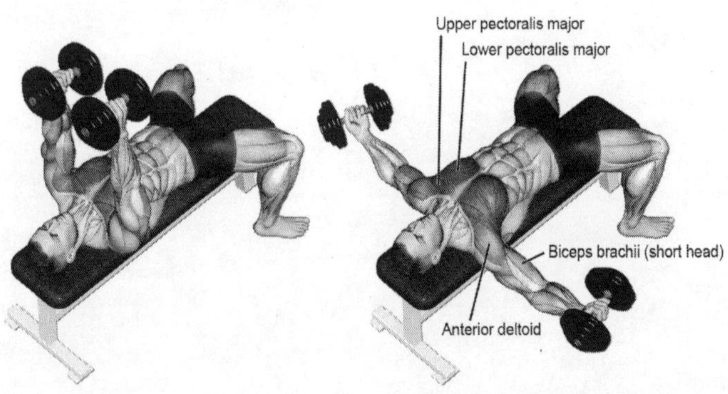

PEC DEC FLY
4 SETS 12 REPS EACH

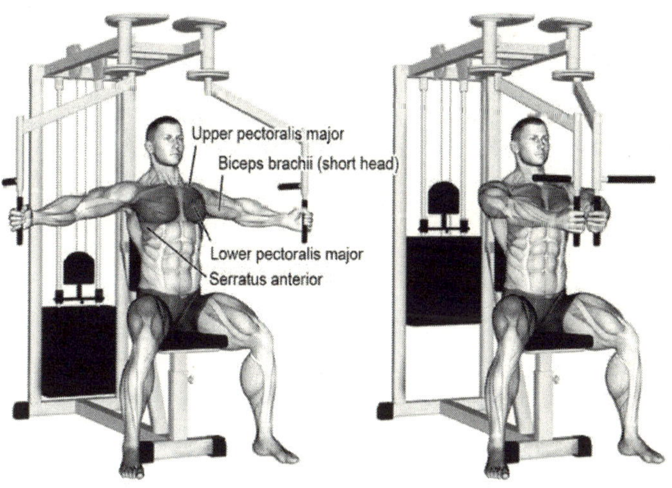

PULL UPS
4 SETS 12 REPS EACH

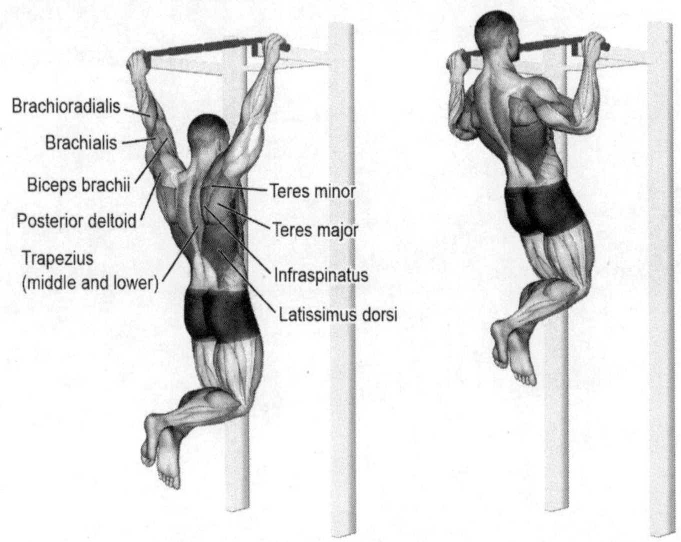

LAT PULL DOWN
4 SETS 12 REPS EACH

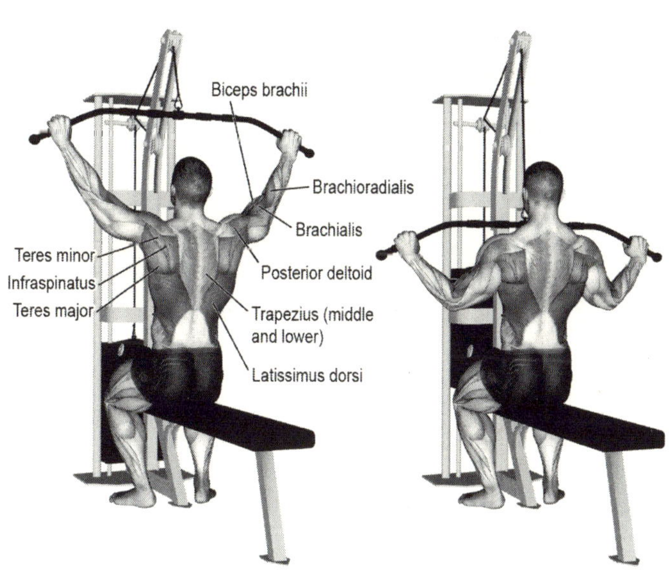

SINGLE ARM DUMBBELL ROW
4 SETS 12 REPS EACH

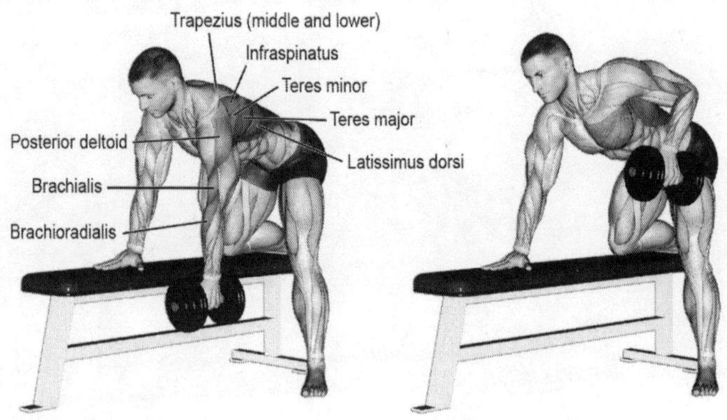

STANDING T BAR ROWS
4 SETS 12 REPS EACH

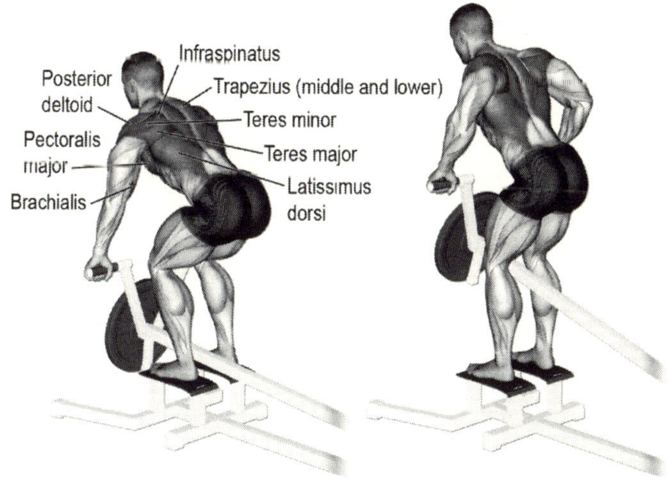

CARDIO
20 MINS INCLINE WALKING

Wednesday

Target area: Arms and abs

Warm up

10 minutes walking

50 push ups (break it to a set of 3)

MAIN WORKOUT ARMS

BARBELL CURLS
4 SETS 12 REPS EACH

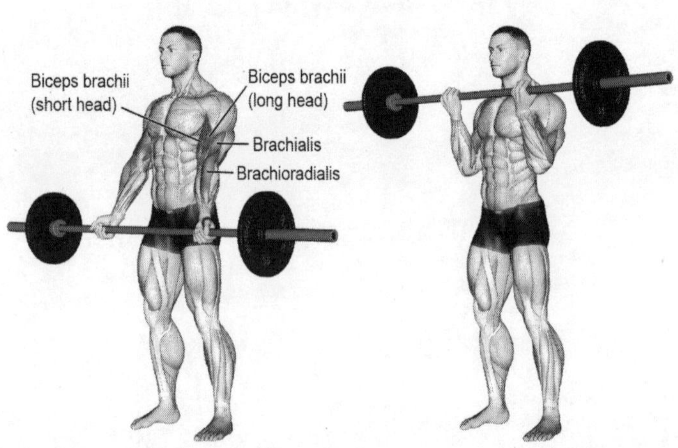

TRICEP PUSH DOWN
4 SETS 12 REPS EACH

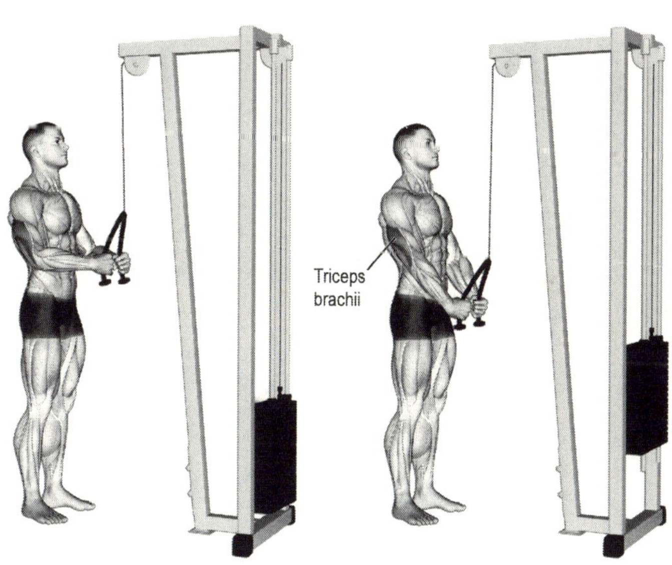

DUMBBELL CURLS
4 SETS 12 REPS EACH

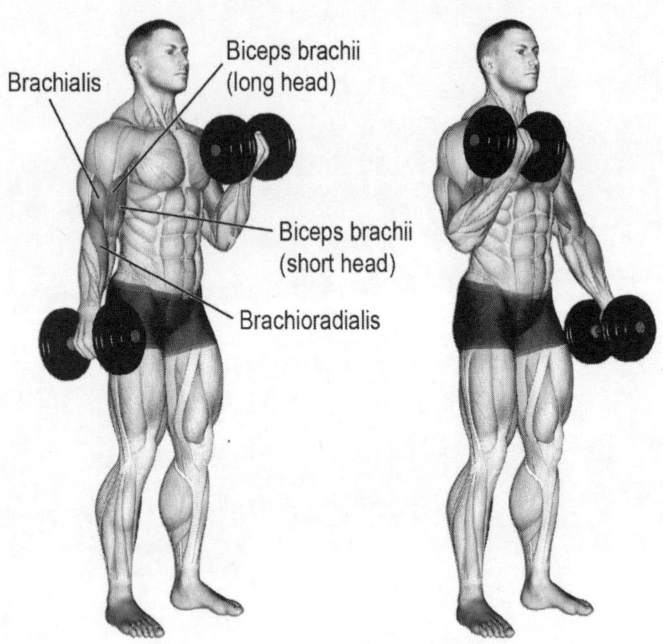

TRICEPS KICK BACKS
4 SETS 12 REPS EACH

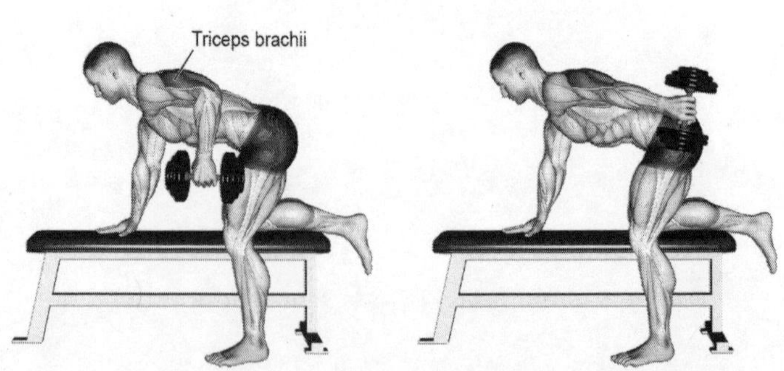

CONCENTRATION CURLS
4 SETS 12 REPS EACH

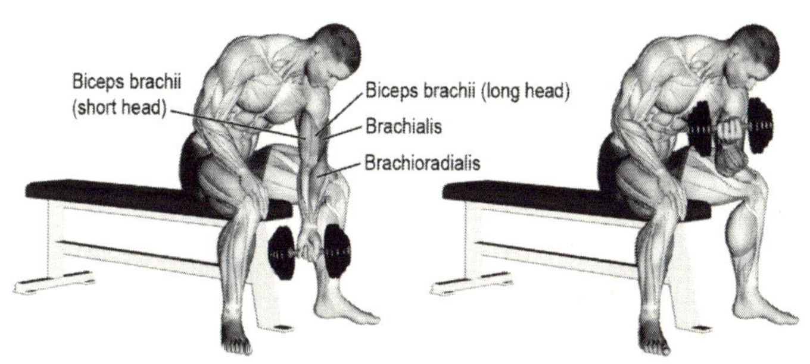

TRICEPS EXTENSION
4 SETS 12 REPS EACH

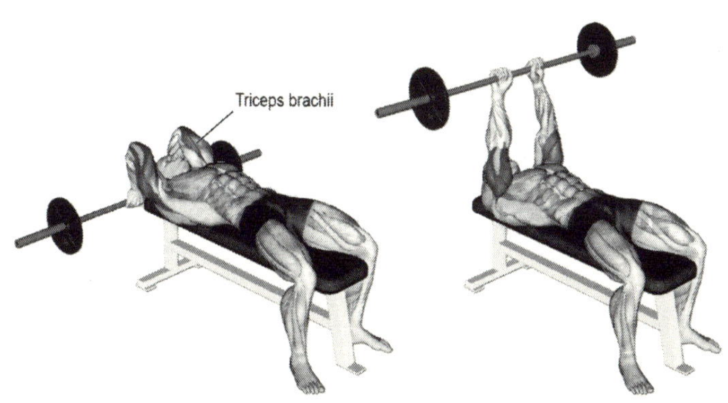

PREACHER CURLS
4 SETS 12 REPS EACH

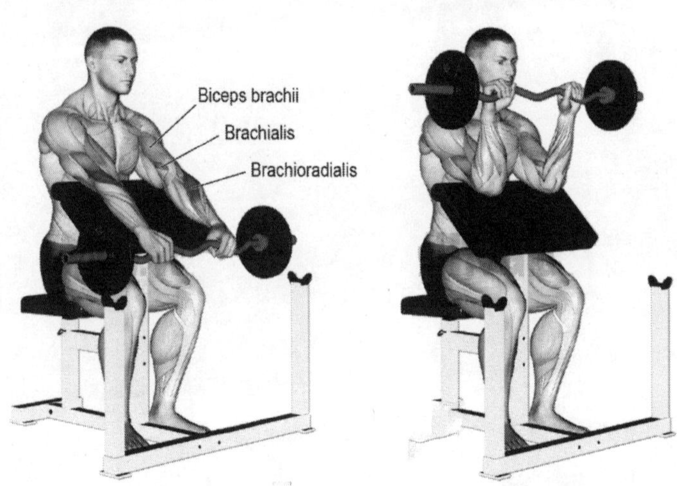

TRICEPS DIPS
4 SETS 12 REPS EACH

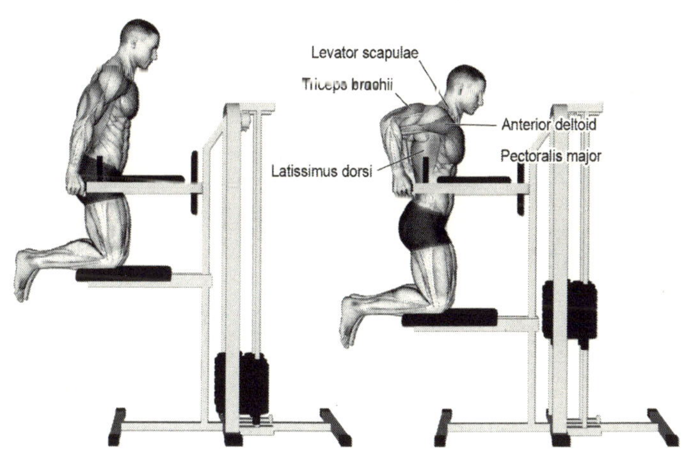

MAIN WORKOUT ABS

CRUNCHES
4 SETS 12 REPS EACH

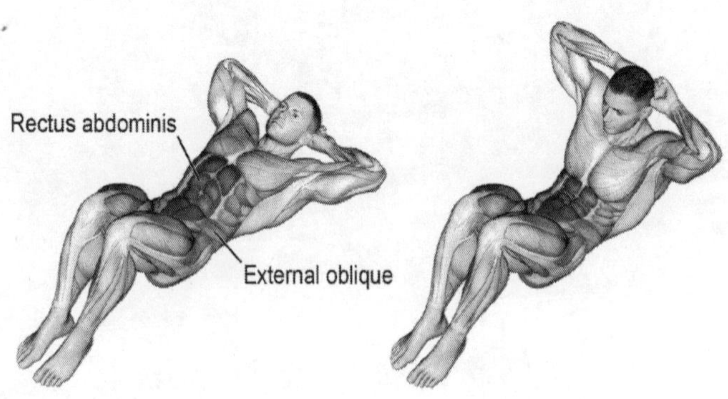

LEG RAISES
4 SETS 12 REPS EACH

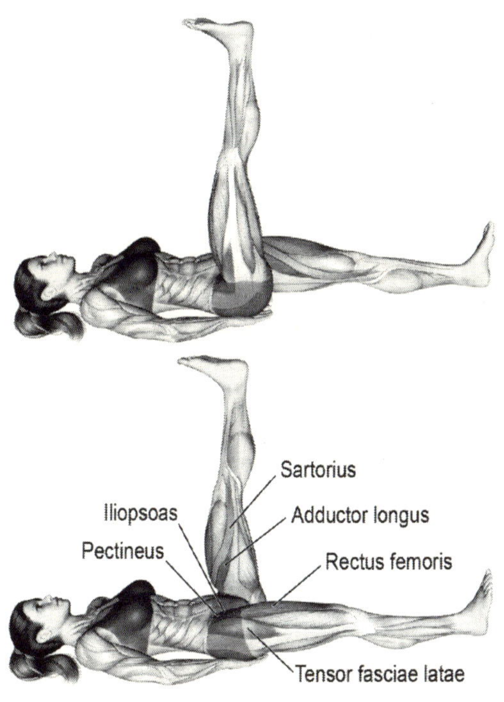

Thursday

Legs and shoulder

Warm up

10 minutes walking

50 push ups (break it to a set of 3)

50 free squats

MAIN WORKOUT LEGS

LEG EXTENSION
4 SETS, 12 REPS EACH

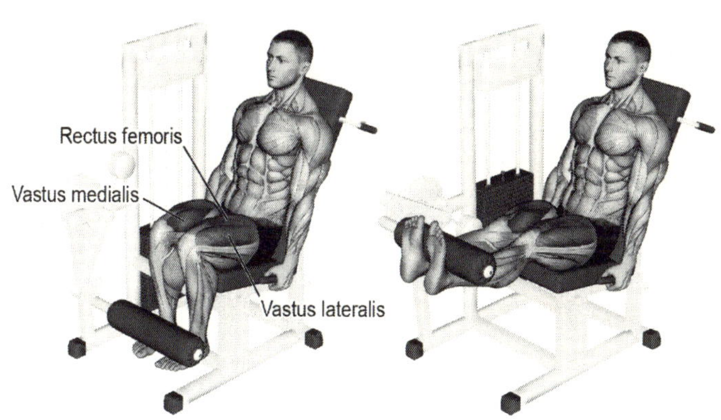

SQUATS
4 SETS, 12 REPS EACH

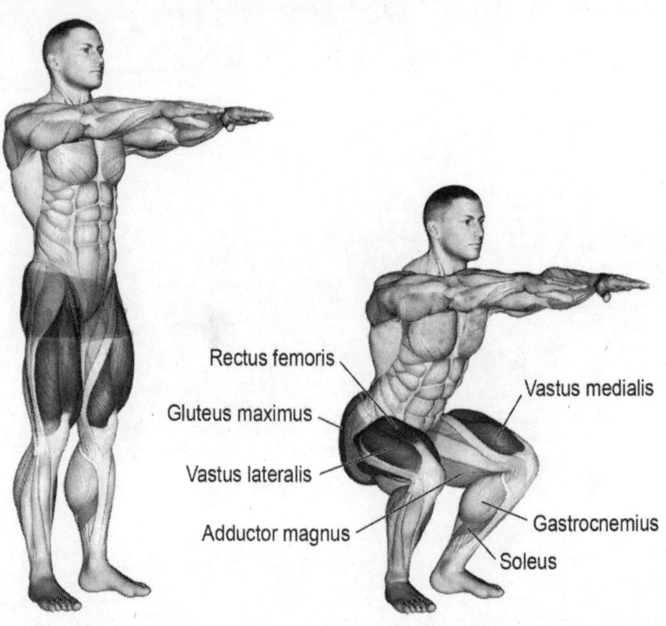

LEG CURL
4 SETS, 12 REPS EACH

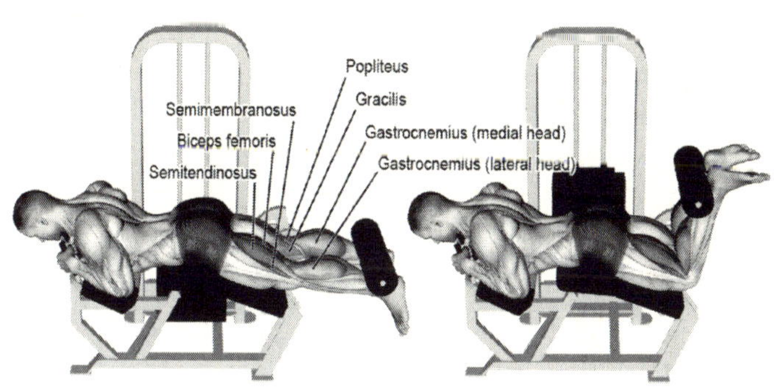

WALKING LUNGES
4 SETS, 12 REPS EACH

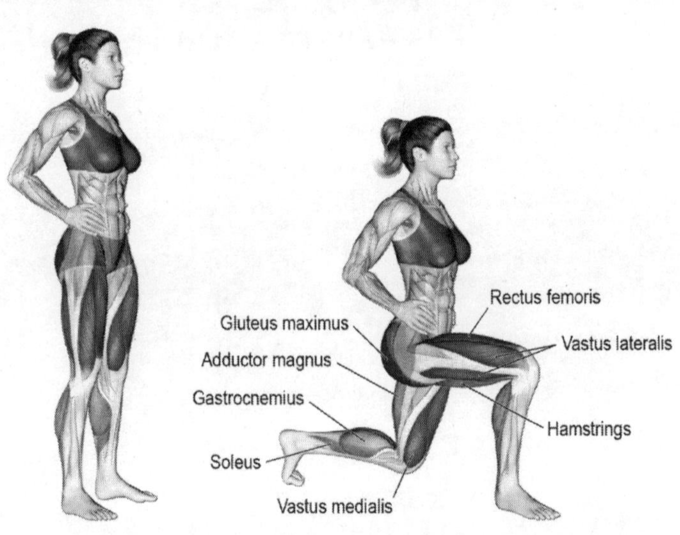

FREE SQUATS
6 SETS, 10 REPS EACH

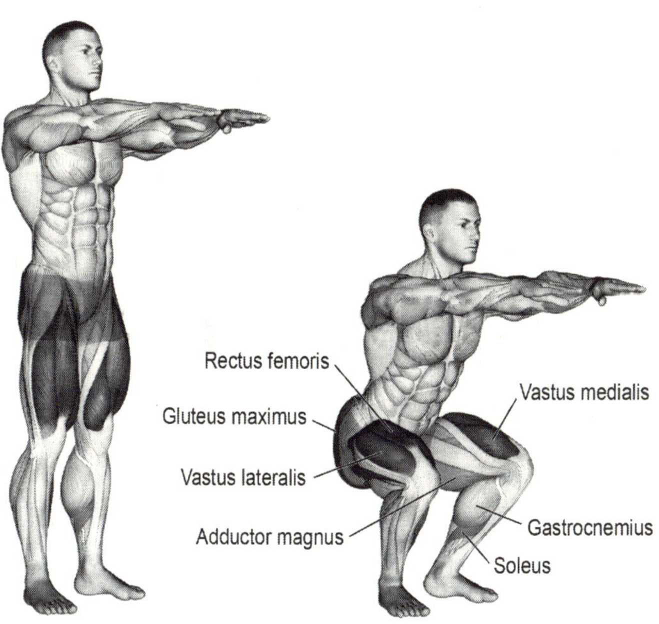

MAIN WORKOUT SHOULDERS

SHOULDER DUMBBELL PRESS
4 SETS, 12 REPS EACH

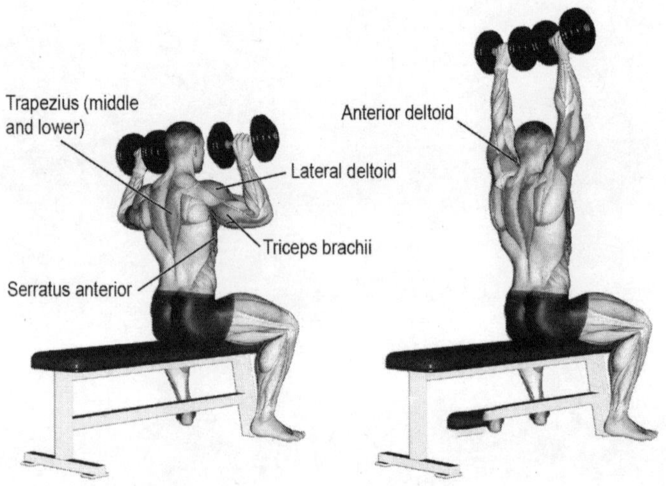

SIDE LATERALS
4 SETS, 12 REPS EACH

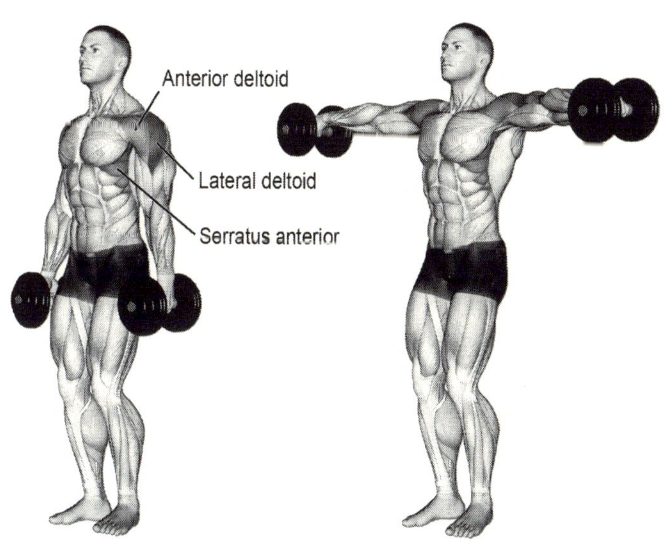

FRONT RAISES
4 SETS, 12 REPS EACH

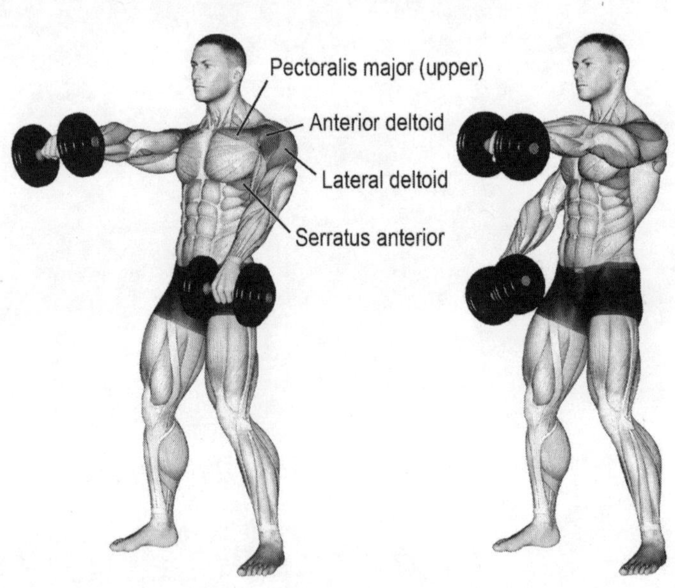

SHRUGS
4 SETS, 12 REPS EACH

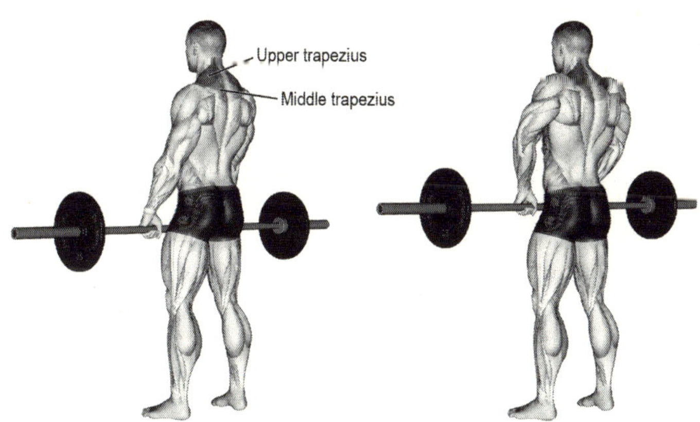

CARDIO
15 MINS WALKING

FRIDAY

REPEAT TUESDAY

SATURDAY

REPEAT WEDNESDAY

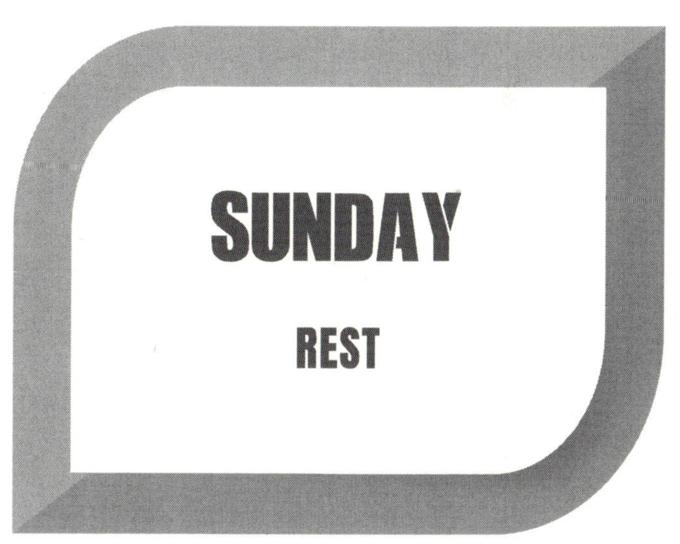
SUNDAY
REST

फिटनेस उद्योग में कैसे कमायें हर महीने २ लाख

फिटनेस उद्योग

फिटनेस उद्योग, मान लीजिये, कोई आम व्यापार नहीं है!

मगर फिर भी इसे वह व्यवसाय नहीं माना जाता जिसमें लोगों को पैसा बनाने का मौका मिले या जिसमे उन्हें स्थिरता दिखे। कितनी बार ऐसा होता है कि आपके माता–पिता आपको फिटनेस सम्बंधित पढाई करने को कहते हों ताकि आप देश के बेहतरीन फिटनेस ट्रेनर बन सकें?

काश वो करते, मगर अधिकतर ऐसा नहीं होता!

असल में उनकी भी गलती नहीं है। साफ़–साफ़ देखें, तो फिटनेस व्यवसाय में एक कामयाब भविष्य बनाने के लिए आपके पास आखिर क्या–क्या करियर चुनाव हैं?

1. फिटनेस ट्रेनर बन सकते हैं

2. न्यूट्रीशन सलाहकार बन सकते हैं

3. जिम खोल सकते हैं

4. सप्प्लेमेंट्स ऑनलाइन या दुकानों पर बेच सकते हैं

मगर किस्मत अच्छी है कि इस नए सोशल मीडिया के चलन से, एक नया प्लेटफार्म मिल गया है जहाँ से फिटनेस के इच्छुक नौजवान अपने लिए एक ठीकठाक जीविका कमा सकते हैं। क्या हैं ये दृ

1. ऑनलाइन ट्रेनर

2. YouTuber

3. प्रेरणादाता

4. प्रायोजित पहलवान

5. आइये इन सब आयामों को बारीकी से देखते हैं

मैं किताब में बोली गई बातें संयमित रखूँगा ताकि आप बिना ज़्यादा पढने में वक़्त बर्बाद करने ल=की जगह इन्हें काम में ला सकें।

करियर बनाने का खुफिया नुस्खा – पैसिव आमदनी का स्रोत बनायें

ये राज़ मुझे आपसे बांटना ही है। आप किसी भी उद्योग में जो भी करना चाहें, चाहे वो फिटनेस का हो या नहीं, आपको एक चीज़ जानना बहुत ज़रूरी है। जो है दृ

आप जितना समय दे सकें उतना ध्यान अपने लिए पैसिव आमदनी कमाने में लगायें, एक्टिव नहीं। जिन्हें नहीं समझ में आया, उन्हें समझाता हूँ।

जब आप 9–5 की नौकरी करते हैं चाहे जिम में हो या ऑफिस में, आपको ऑफिस में बिताये घंटों के हिसाब से पैसे मिलते हैं, जिसे आपकी तनख्वाह कहते हैं। अगर आप एक घंटा ज्यादा भी काम करते हैं, तो भी आपको शायद कोई ओवर टाइम ना मिले, ज़्यादातर तो नहीं मिलता।

यह होती है एक्टिव आमदनी। आप कितनी भी मेहनत कर लें आपको एक तय आमदनी, मान लीजिये X, ही मिलेगी। सबसे बड़ी कमी इसमें यह है कि अगर आप बीमार पड़ गए या आपने नौकरी छोड़ दी, तो आपकी तनख्वाह कट जाएगी। आपको पैसे कमाने हैं तो आपको हर रोज़ ऑफिस जाना पड़ेगा। 95% लोग यही करते हैं।

आइये अब बात करते हैं उन 5% की जिन्होंने पैसिव आमदनी के कोड को तोड़ लिया है।

अब मान लीजिये आपको किसी भी दिन ऑफिस नहीं जाना पड़ता, आप घर से या दुनिया के किसी भी कोने से काम कर सकते हैं और आपका कोई बॉस नहीं है। मैं सच कह रहा हूँ, यह मुमकिन है!

पैसिव आमदनी कैसे काम करती है।

आपने एक ल्वनज्नइम विडियो बनाया और बहुत सारे लोग उसको देखने लग गए! और हर देखने वाले के लिए, ल्वनज्नइम आपको पैसे देता है चाहे आप दुनिया के किसी भी कोने में बैठे हों। आपने बस एक बार मेहनत की विडियो बनाने की और हर महीने आपको उस विडियो से पैसे आते रहेंगे।

एक और!

आपका विडियो देखने के बाद अलग–अलग ब्रांड्स आप तक आने लगीं अपने उत्पादों का प्रचार कराने के लिए। जैसे की, अगर आपने फिटनेस क एऊपर एक विडियो वायरल कर लिया, तो एक ऊपरी पोषण से सम्बंधित कंपनी आपको कांटेक्ट करेगी ताकि आप उसके उत्पाद को रिव्यु कर सकें और इसके लिए आपको पैसे भी देगी।

आप कहीं से भी अपनी इच्छानुसार विडियो बना सकते हैं और सिर्फ ल्वनज्नइम पर ही नहीं बल्कि अन्य जगहों पर भी जो आपको पैसे देंगे। पैसिव आमदनी की दुनिया ऐसी ही होती है।

मैं पैसिव आमदनी का सह–उत्पाद हूँ। कुछ साल पहले अपनी इन्वेस्टमेंट बैंकर की नौकरी छोड़ने से पहले ही मैं समझ गया था कि मुझे अपने लिए पैसिव आमदनी के साधन तलाशने होंगे।

और फिर मुझे मिला ल्वनज्नइम. और भगवान के आशीर्वाद और लोगों के प्यार का ये नतीजा है कि मैं इंडिया का पहला फुल टाइम फिटनेस यूट्यूबर हूँ, जिसका मतलब है मैं ल्वनज्नइम पर विडियो बना कर पैसे कमा रहा हूँ। हैरान करता है, है ना!

अब आपके पास कुछ सोचने के लिए है।

इस किताब का लक्ष्य ही यह है कि आप कुछ अलग सोच सकें और कैसे और स्मार्ट बन कर हर महीने लाखों कमा सकें। आपको बस पैसिव आमदनी कमाने पर ध्यान देना है।

आइये अब बात करते हैं फिटनेस उद्योग में और किन–किन तरीकों से पैसिव आमदनी कमा सकते हैं। तैयार हैं आप?

ऑनलाइन ट्रेनर

सोचिये, पाँच साल पहले फिटनेस ट्रेनर की क्या नौकरी होती थी!

वो सुबह जल्दी उठेगा, जिम खोलेगा और अपने क्लाइंटों को ट्रेन करेगा। वो क्लाइंट भी कुछ ही होंगे। एक घंटा भी मान के चलें, तो वह दिन में आठ क्लाइंट को ही ट्रेनिंग सेशन दे पायेगा, चार घंटे सुबह, चार शाम को।

अब देखते हैं एक ट्रेनर परंपरागत तरीके से कितना कमा सकता है–

मान लीजिये ट्रेनर की तनख्वाह 10000 रूपये महिना है। अब अधिकतर जिम की रेवेन्यू गाइडलाइन के अनुसार इन आठ क्लाइंटों से आप चालीस प्रतिशत ही बना सकते हैं।

अगर एक क्लाइंट को एक घंटे ट्रेन करने की कीमत 500 रूपये है तो आठ क्लाइंट से 4000 रूपये एक दिन के होते हैं। चालीस प्रतिशत रेवेन्यू के बाद, ट्रेनर को 1600/दिन के मिलते हैं। क्लाइंटों को हफ्ते में तीन दिन ट्रेन करना। सब जोड़ें तो ट्रेनर को मिलते हैं 19200 और तनख्वाह के 10000।

अगर ट्रेनर बीमार पड़ जाता है, तो उसे पैसे नहीं मिलेंगे, जैसा की एक्टिव आमदनी में होता है।

क्या अब भी आपको लगता है यह एक अच्छी करियर चॉइस है? आप घंटों हर महीने लगा रहे हैं तकरीबन 30000 रूपये कमाने के लिए। और इसके अलावा, उसे अपने ऊपरी पोषण व खानपान पर भी अलग से खर्चा करना होगा। अंत में उसके पास 15000 बचते हैं जिससे उसे खर्चा भी चलाना है और बचत भी करनी है।

यही कारण है कि फिटनेस को एक अच्छा करियर नहीं माना जाता।

मगर अब मैं आपको ऑनलाइन ट्रेनर के बारे में बताता हूँ।

अब आपको किसी जिम में जा के किसी को ट्रेन करने की ज़रूरत नहीं है। आपको बस अपनी ट्रेनिंग करनी है। अब आप क्लाइंट को इन्स्टाग्राम, व्हाट्सऐप और फेसबुक पर ट्रेन कर सकते हैं, जिसमे आप आठ से ज्यादा क्लाइंट ट्रेन कर सकते हैं। अब आपको केवल अपने क्लाइंटों को फिटनेस प्लान देने हैं और उनसे पैसे लेने हैं।

कुछ आंकड़े देखिये।

एक ऑनलाइन ट्रेनर के तौर पर आप क्लाइंट से 1000 रूपये एक महीने के ले रहे हैं और उन्हें उनकी ट्रेनिंग और डाइट में मदद कर रहे हैं। आपको उन्हें सामने रह कर नहीं ट्रेन करना है। आपको हर हफ्ते तीस मिनट उनके फिटनेस प्लान बनाने में लगाने हैं और वो आपको हर हफ्ते बनाना है। तो, आप हर महीने एक क्लाइंट पर एक महीने में चार घंटे लगा रहे हैं।

अच्छे नतीजे देख कर, इन क्लाइंट्स से आपको अपने दोस्तों और रिश्तेदारों को सुझाया और अब आपके पास पचास से अधिक क्लाइंट्स हैं और आप घर बैठे 50000 से ज्यादा पैसे कमा रहे हैं।

ये नंबर देखिये

एक जिम ट्रेनर के तौर पर दृ आप खर्च रहे हैं

1. 10 घंटे/दिन

2. हफ्ते में छः दिन

3. 240 घंटे/महीना (60'4)

4. 8 क्लाइंट के लिए

5. 30000 रूपये कमाने के लिए

एक ऑनलाइन ट्रेनर के तौर पर दृ आप खर्च रहे हैं

1. दो घंटे/क्लाइट/महिना।

2. 100 घंटे हर महीने

3. 50 क्लाइंट्स के लिए

4. 50000 रूपये कमाने के लिए

अब बताइए, आप क्या करेंगे?

एक ट्रेनर बनने के लिए, आपको स्मार्ट बनना पड़ेगा! पारंपरिक तरीकों से पैसा कमाना छोड़िये। दुनिया हर पर बदल रही है। या तो इसके साथ बदलें या पुराने ज़माने के तरीकों से 30000 रूपये महिना कमायें, घंटों एक जगह लगा कर, जहाँ आपकी कोई कद्र भी नहीं है।

You tube

यह मेरा पसंदीदा है।

आप एक ऑनलाइन ट्रेनर और ल्वनज्नइमत दोनों हो सकते हैं, जिसका अर्थ है हर तरफ से पैसे का आना। अब अगर यही जिम ट्रेनर जिम में काम कर रहा होता। वहां वह क्लाइंट्स को वज़न उठाने की तकनीक और सही व्यायाम बताएगा जिसके लिए उसे तनख्वाह मिलेगी और पर्सनल ट्रेनिंग इंसेंटिव (40%, याद है ना)।

अब अगर वह स्मार्ट है, जो तय है वह यह किताब पढ़ कर हो जाएगा, तो उसे सही व्यायाम के विडियो बनाने हैं जो वह अपने क्लाइंट को बताता है। मगर इस बार उसके क्लाइंट ल्वनज्नइम पर हैं और वो हजारों लोग हैं जो ये विडियो देख सकते हैं।

लोगों को उसका व्यायाम सिखाने का तरीका पसंद आया और उन्होंने उसके चैनल को सब्सक्राइब कर लिया। यह सब्सक्राइबर अब इससे पूछते हैं कि क्या वह उन्हें ट्रेन कर सकता है और इनका ऑनलाइन ट्रेनर बन सकता है?

दूसरी ओर, ल्वनज्नइम इसे पैसे दे रहा है क्योंकि सब्सक्राइबर इसके विडियो देख रहे हैं। अपने ट्रेनिंग विडियो दाल कर उसने अपनी आमदनी दुगनी कर ली है। साथ ही फिटनेस व्ययसाय के लोग भी अब इस पर ध्यान दे रहे हैं।

जहाँ पहले वह जिम में केवल एक मामूली ट्रेनर था जिसे बहुत कम पैसे मिलते थे वहीं अब वह हज़ारों लोगों से जुड़ा हुआ है जो उसका अगला विडियो देखने के लिए आतुर हैं और कुछ उससे खुद से मिलने को भी। सिर्फ एक विडियो दाल कर उसके इतने फ़ॉलोवर्स हो गए हैं और वह एक सोशल मीडिया क्रांति बन गया है।

अब सवाल यह आता है कि ल्वनज्नइम कितना पैसा देता है।

ल्वनज्नइम का हर देश के अनुसार आँकड़े हैं। मगर अगर आपकी फ़ॉलोइंग ठीकठाक है तो आप ल्वनज्नइम से 25–35000 रूपये हर महीने कमा सकते हैं। जिसका अर्थ है कि ल्वनज्नइम इस विडियो के आपको पैसे दे रहा है। याद रखिये पहले यह केवल आठ लोगों को जिम में घन्टों लगा कर ट्रेन करने के 30000 कमा रहा है।

यह ल्वनज्नइम की ताकत है।

इसे कम मत समझिये।

प्रेरक

यह एक और है।

एक बार फिर मैं उसी जिम ट्रेनर का उदहारण लूँगा जो 8 क्लाइंट्स को ट्रेन करता है और महीने के 30000 कमाता है। अब वह ल्वनज्नइम विडियो से ऑनलाइन ट्रेनिंग से पैसे बना रहा है और अगर वह काफी नहीं है तो ब्रांड्स भी उसके पास प्रमोशन के लिए आ रही हैं।

ब्रांड्स इस ट्रेनर के पास क्यों आ रही है?

क्योंकि वह इतने लोगों से जुदा हुआ है और लोगों को इसका कंटेंट पसंद है। ब्रांड्स भी इसका फायदा उठाना चाहते हैं ताकि वह इसके चाहने वालों के बीच में अपने उत्पादों का प्रमोचन कर सकें और बेच सकें।

इसके लिए वह यह करते हैं, कि वे इस ट्रेनर के संपर्क में आते हैं जो अब फिटनेस जगत में नामी हो चुका है और

उससे अपने उत्पादों का रिव्यु कराते हैं। बदले में ब्रांड उन्हें अच्छा ख़ासा पैसा देती है। अब सोचिये कि एक ट्रेनर जो अब तक जीवन का संघर्ष कर रहा था, उसके अचानक बड़ी ब्रांड्स आ कर उनके उत्पादों का प्रमोचन करने के लिए अथाह पैसा दे रही हैं।

ऑनलाइन प्रमोशन का ब्रांड्स कितना पैसा देती हैं

ब्रांड्स 10000 से 3 लाख रूपये तक भी दे सकती हैं। यह इस पर निर्भर करता है कि उत्पाद क्या है और ल्वनज्नइम सब्सक्राइबर कितने हैं। इससे अच्छा उदाहरण पैसिव आमदनी का और क्या हो सकता है।

पहले यही ट्रेनर एक क्लाइंट को वेट ट्रेनिंग व्यायाम सिखा रहा था, जो अब वह विडियो बना कर सिखा रहा है और ब्रांड्स उस विडियो में उनके उत्पाद दिखाने के लिए उन्हें पैसे भी दे रहीं हैं।

मुबारकबाद, अब यह ट्रेनर एक फिटनेस प्रेरक बन चुका है।

प्रेरक वह सोशल मीडिया हस्ती है जिसके बहुत से फ़ॉलोवर्स हैं जिसे लोग उसके कंटेंट या वैल्यू के लिए जानते हैं।

प्रायोजित खिलाड़ी

यह भी फिटनेस की दुनिया में और पैसा कमाने का एक स्रोत है

मान लिए इस ऊपरी पोषण वाली ब्रांड आपसे आपके वीडियोज में उनके उत्पाद इस्तेमाल करने का अनुरोध करती

है। जो की आप एक फिटनेस प्रेरक होने के नाते करते हैं। अब उन्हें आप इतने पसंद आ जाते हैं कि वे आपको अपना खिलाड़ी/एम्बेसडर बना देते हैं ताकि आप उनके सभी उत्पादों का प्रमोचन करें, और इसके लिए वे आपको महीने के अनुसार पैसे दें।

यह तो पागलपन है! वही आदमी जो कभी एक मामूली सा जिम ट्रेनर था अब एक बड़ा फिटनेस प्रेरक बन गया है और उसे फिटनेस की दुनिया का कोई भी काम करने के पैसे मिल रहे हैं। इसके अलावा ब्रांड्स उसे अपने खिलाड़ी या एम्बेसडर के रूप में अपनाना चाह रही हैं।

सारी आमदनियों के स्रोतों को जोड़ें तो आपको मिलेगा

1. 50000/महीने ऑनलाइन ट्रेनिंग से

2. 30000/महीने ल्वनज्नइम से

3. 100000 उत्पाद एकीकरण से

4. 50000 उत्पादों के समर्थन से

वह ट्रेनर अब 2 लाख रूपये महीने से भी ज्यादा कमा रहा है। फिटनेस जगत में पैसिव आमदनी और स्मार्ट होने की यही ताकत है।

अब यह सब सुनने में शायद लगे कि सच नहीं हो सकता, मगर इसके लिए आपको एक्शन प्लान बनाने होंगे की कैसे आप महीने में 2 लाख कमा सकते हैं।

क्या आप तैयार हैं? शुरू करते हैं!

2 लाख हर महीने बनाने का एक्शन प्लान

एक लक्ष्य रखें

फिटनेस उद्योग में काम करने वाले अधिकतर लोगों की परेशानी यही है कि इनके पास पैसा कमाने का एक निश्चित लक्ष्य नहीं होता। याद रखिये, सिर्फ लोगों को ट्रेन कर के आप अपनी फिटनेस ब्रांड को आगे नहीं बड़ा सकते। फिटनेस प्रोफेशनल के लिए आपको एक उद्योगकर्ता जैसे सोचना होगा कि कैसा पैसा बनाया जाए और कैसे फिटनेस उद्योग में कामयाबी हासिल की जाए।

लक्ष्य ऐसा हो, जो आपको डराए!

मुझे याद है जब मैं फिटनेस उद्योग में आया तो मेरे कई बैंकर साथियों ने मुझे काफी उलाहना दी। उन्होंने मुझे कहा कि मैं अपनी ज़िन्दगी की सबसे बड़ी गलती कर रहा हूँ। फिटनेस उद्योग में कुछ नहीं रखा और मैं यहाँ कैसे जीवित रहूँगा। किसी ने तो मुझसे यह भी पूछा, "यहाँ जीवित रहने के लिए क्या करने का सोचा है?"

मगर मेरे दिमाग में मुझे यह साफ़–साफ़ पता था कि मुझे कोई जिम नहीं खोलना या ट्रेनर नहीं बनना। मैं कुछ ऐसा करना चाहता था जिसे बाद में अन्य लोग भी कर सकें। यह एक अच्छा विचार और कठिन लक्ष्य था। मैं ना सिर्फ इस उद्योग में आया बल्कि मैं इंडिया का बेहतरीन फिटनेस प्रेरक, एक ऊपरी पोषण कंपनी का सह–संस्थपक, और एक इवेंट कंपनी का फाउंडर जिसका नाम है टीजी कनेक्ट, जो ज़रूरतमंद खिलाड़ियों की मदद करती है, भी बना। अब तक, हम दो सौ से अधिक ज़रूरतमंद खिलाड़ियों की मदद कर चुके हैं।

और सबसे बड़ी बात, निर्माता और कलाकार जॉन अब्राहम ने टीजी कनेक्ट का उद्‌घाटन किया था। मेरी उनसे जान पहचान फिटनेस उद्योग में आने के बाद ही हुई।

बात सारी यह है कि अगर आप बड़ा सोचेंगे, तो आपके साथ बड़ी चीज़ें होंगी और आप इंडस्ट्री के बड़े–बड़ों के साथ काम कर पाएंगे।

बातचीत करना सीखें

मैं कितने ही गुणवान फिटनेस ट्रेनर्स से मिलता हूँ जिन्हें अपने विचार व्यक्त करने में तकलीफ होती है। अगर आपके मन में क्या है वह आप नहीं बता पाएंगे तो दुनिया को कैसे पता चलेगा की आप फिटनेस की दुनिया में कैसे बदलाव लाना चाहते हैं।

खुद को प्रकट करना सीखें, चाहे वह किसी भी भाषा में हो, अंग्रेज़ी या हिंदी। आप खुद को कैसे प्रकट करते हैं उसी के आधार पर लोग आपकी ओर आकर्षित होंगे। सिर्फ अच्छा शरीर होना ही फिटनेस की दुनिया के लिए काफी नहीं है।

आप देखेंगे की औसत शरीर वाले पर खुद को प्रकट करने में सक्षम लोग कितना अच्छा कर रहे हैं। आप जिम ट्रेनिंग में जितना समय लगाते हैं उतना ही बातचीत करना सीखने में भी लगायें।

फिटनेस या अन्य विषयों पर किताबें पढ़ें। ये आपको उद्योग से जुड़ा हुआ रखेगा और आपको अपने विषय की पूर्ण जानकारी होगी।

विनम्र रहें

क्या आपको ऐसे लोग मिलते हैं जिनका सुडौल शरीर है मगर व्यवहार ख़राब? उन्हें लगता है वह भगवन का तोहफा हैं। ऐसे लोग काफी बदतमीज़ और दूसरों को नीचा दिखने में लगे रहते हैं।

इनके जैसा बनने की कोई ज़रूरत नहीं है।

एक सुडौल शरीर और विनम्र स्वाभाव एक कातिलाना संगम है और मेरे ख्याल से कामयाबी की कुंजी भी। सिर्फ इसलिए कि आपके पास अच्छा शरीर है, बदतमीज़ ना बनें।

याद रखिये शरीर क्षणिक है और ज्यादा समय साथ नहीं देगा मगर व्यवहार देगा।

वैल्यू बढ़ाने वाले बनें

मैं कितने ल्वनज्नइम चैनल्स देखता हूँ जिनमे बार–बार एक ही बात कही जा रही होती है। जो की अच्छी बात है मगर फिर आप दूसरों से अलग कैसे हुए?

आप दूसरों से अलग तब होंगे जब आप दूसरों की ज़िन्दगी में वैल्यू दे पाएंगे। ऐसा कंटेंट बनायें, जिससे दूसरों की मदद हो रही हो। मगर लोग ऐसा कंटेंट बनाते हैं, जिससे वे खुद अच्छे लग रहे हों।

याद रखिये, यह विडियो में अच्छा दिखने की बात नहीं है मगर आप अपने सुबस्क्रिबेर्स के साथ क्या शेयर कर रहे हैं उसकी बात है। देख–देख के लोग बोर हो सकते हैं मगर कंटेंट उन्हें वापस लाता रहेगा।

मुझे याद है मेरे कई विडियो मेरे घर में शूट किया था, कोई लाइट नहीं, औसत सा कैमरा मगर उपयोगी विषय।

ऐसे विडियो से मुझे लाखों देखने वाले मिले। कोई यह नहीं देखता कि आपने कहाँ विडियो बनाया है या क्या पहना है, जब तक कि उन्हें आपसे ऐसी जानकारी मिल रही है जिससे उनका फायदा हो रहा है।

सच्चे और ईमानदार रहें

मैं कितने ही नकले ट्रेनर्स देखता हूँ, मतलब वह खुद को जो हैं उससे बहुत अलग दर्शाते हैं।

याद रखिये, सोशल मीडिया पर अरमानी का सूट पहन कर तस्वीरें खिंचवाने का कोई फायदा नहीं है, यह वह जगह है जहाँ आपको अपना असली रूप दिखाना चाहिए। मतलब यह है, अगर आप चाहते हैं कि लोग आपसे कनेक्ट हों तो आपको उन्हें अपना असली चेहरा दिखाना होगा। वह नहीं जो आप दिखाना चाहते हैं।

अगर आप मुझे असली ज़िन्दगी में देखेंगे, तब भी मैं बिलकुल ऐसा ही हूँ। मैं बड़ी गाड़ी नहीं चलाता, इसलिए नहीं कि मैं खरीद नहीं सकता, इसलिए क्योंकि मैं ऐसे ही रहना चाहता हूँ। मैं एक असली आदमी हूँ जो ईमानदारी से रहना चाहता है। मैंने अपना सारा फिटनेस व्यवसाय ईमानदारी से खड़ा किया है। मैंने भी ऊंच–नीच देखी, जहाँ मुझे ग़लत समझा गया मर वह मेरे काम का हिस्सा है।

परस्पर डटे रहें

यह सबसे महत्वपूर्ण चीज़ है जो मैंने सोशल मीडिया प्रेरक बन कर सीखा। आपको हर रोज़ वहां कंटेंट डालना हिया जो लोगों को वैल्यू ऐड करता रहे। कभी लोग आपको नोटिस करेंगे, कभी नहीं। कोई बात नहीं। पर परस्पर डटे रहें। इसके साथ ही आपको धैर्य भी रखना होगा। आप

रातों रात इन्टरनेट पर मशहूर नहीं हो जायेंगे। आपको धैर्य से मेहनत करते रहनी पड़ेगी और परस्पर डटे रहना होगा।

एक अच्छे कैमरे में निवेश करें

एक अच्छा कैमरा कितना ज़रूरी है मैं बता नहीं सकता। असल में एक डीएसएलआर ने मेरी ज़िन्दगी बदल दी। मैं नहीं जानता था था कि कैमरे से बात करने से और ईमानदार रहने से मुझे इतने दर्शक मिल सकते हैं। मगर ज़रूरत से ज़्यादा भी ना खर्चा करें। याद रखिये, कंटेंट पर ध्यान दें, अगर कंटेंट और कैमरा दोनों अच्छे होंगे तब जादू होगा।

इस जादू के लिए एक डीएसएलआर में अवश्य निवेश कर लें। इसे चलाने के लिए आपको कोई ट्रेनिंग की भी ज़रूरत नहीं।बस एक ट्राईपौड जहाँ शूटिंग करना चाहें रखें, बाकी सब अपनेआप हो जाएगा।

रिहर्सल ना करें

ये एक अन्य गलती है जो लोग विडियो बनाते वक़्त ख़ुद को प्रभावशाली दिखाने के लिए करते हैं ताकि सोशल मीडिया पर उनकी फैन फ़ॉलोइंग हो जाए। रिहर्सल मत करिए, जो है उसी वक़्त बोलें। अपना असली रूप सामने आने दें। गलतियाँ करना और उन्हें सुधारने में कोई परेशानी नहीं है। कोई परफेक्ट नहीं होता और लोग आपकी इसी बात के लिए आपको पसंद करेंगे कि आप आप हैं। बदलिए मत, याद रखिये, आप विडियो असली लोगों के लिए बना रहे हैं, एक्टिंग करने के लिए नहीं।